BALAGUER

VISTO POR UN PSIQUIATRA
SUS TRES VIDAS

José Miguel Gómez

BALAGUER

VISTO POR UN PSIQUIATRA
SUS TRES VIDAS

Santo Domingo, D.N.
Agosto 2023

BALAGUER VISTO POR UN PSIQUIATRA
SUS TRES VIDAS

Biblioteca José Miguel Gómez

Agosto, 2023

Fotos donadas por el Archivo General de la Nación.

ISBN: 978-9945-22-300-2

Corrección:
Denny Madé

Diagramación:
Jesús Alberto de la Cruz

Impresión:
Editora Búho, S.R.L.
Tels.: (809) 686-2241 / (809) 686-2243 • Fax: (809) 687-6239
E-mail: editorabuho@yahoo.com
Santo Domingo, R. D.

DEDICATORIA

El único y principal objetivo de esta psicopatobiografía de Joaquín Balaguer es sensibilizar y estimular a las presentes y futuras generaciones para conocer la personalidad de los líderes que han incidido y han redefinido la historia dominicana.

Agradecimiento

A todas las personas cercanas y distantes de Joaquín Balaguer que aportaron vivencias, anécdotas y bibliografías para escribir esta psicopatobiografía. La gratitud de siempre y para siempre.

ÍNDICE

ADVERTENCIA

La presente obra no es un anecdotario, ni una compilación de datos históricos, y, mucho menos, una pretensión política. De lo que se trata es de una psicopatobiografía escrita y reflexionada desde la mirada de un psiquiatra y psicoterapeuta que describe, analiza y presenta la compleja personalidad de Joaquín Balaguer. Mi condición me exige no juzgar, ni justificar, ni validar, ni rechazar, ni discriminar; más bien, me asiste la tarea de presentarlo en cada estación de su vida, sus decisiones y resultados, su balance y auditoria final, para entenderlo y conocerlo.

No guardo aspiración alguna de ser empático con los cercanos o distantes de Balaguer; el propósito y los motivos son aportar a un tipo de historia especializada que estudia las emociones, conductas y decisiones de los líderes y sus circunstancias, tanto de Rafael Trujillo Molina como de Joaquín Balaguer Ricardo.

Gabriel García Márquez dijo que "la vida no es la que uno vivió, sino la que uno recuerda y cómo la recuerda para contarla. Todo el mundo tiene tres vidas: la pública, la privada y la secreta". Aquí nos ocuparemos de la vida secreta del Dr. Balaguer, de sus decisiones y de su resultado de vida.

PRÓLOGO

El libro que tiene en sus manos es un estudio psicológico, fenomenológico, psicodinámico y psiquiátrico de la personalidad y vida política del Dr. Joaquín Balaguer Ricardo, la mirada de un psiquiatra que lo analiza desde el contexto de la circunstancia histórico-social para hurgar, observar y analizar sus decisiones, los porqué de su comportamiento, las fortalezas y las debilidades que le permitieron fluir, alcanzar y mantenerse en el poder político, aun en circunstancias adversas, para terminar como el político más transcendente del siglo XX.

En las diferentes estaciones de la vida de Balaguer, lo acuesto en el diván, lo analizo desde su niñez, su adolescencia y adultez temprana. Para entenderlo desde la crianza, establezco la relación primaria con sus padres, el tipo de familia a la que pertenecía, tipo de apego, de vínculo y rol que le construyeron o le asignaron. Un Balaguer sanguíneo-colérico, flemático y decidido como una ficra a defender su honor, su dignidad, su moral, el poder, y que era, al mismo tiempo, un hombre paciente, silencioso, tratable, cercano, tímido, de aspecto inofensivo y hasta apacible, que confundía e inspiraba respeto y distancia a la vez.

¿Qué alimentaba la vida y el espíritu de Joaquín Balaguer? ¿Qué buscaba, para qué vivía y a quién admiraba el hombre sabio, culto y de finos tratos que gracias a su talento y personalidad, pero sobre todo, a sus habilidades e inteligencia sobrevivió a 31 años de dictadura, estableciendo una relación complementada con su padre espiritual, como él mismo le llamaba a Rafael Leónidas Trujillo? ¿Cómo fue posible hacer el tránsito de la destrujillización de su mentor, cómo gerenciar una adversidad de 31 años de dictadura de la que él se sirvió, manejó el "yo" de su jefe, le confundió disimulando serle fiel y leal, pero al mismo tiempo, mantenía distancia, gracias a los refugios que le construían sus propios rasgos de personalidad, que no obedecían a una estrategia ni táctica de compartir, por tres décadas, el poder al lado de un psicópata, narcisista, paranoico, obsesivo e inteligente dictador?

Ese hombre de mediana estatura, desterrado y exiliado se creía que estaba marcado por el destino, o que era un destinista crónico y recurrente de pies a cabeza, pero hacía su tarea, su diligencia pertinente para fluir, alcanzar y mantenerse en el poder político. ¿Por qué Jonny Abbes dudaba de Balaguer? "a ese enano algún día lo sentaré en la silla eléctrica, ese hombre no es de nosotros, no es verdad que es leal al jefe", "Balaguer es de Balaguer".

El Balaguer que decía que para gobernar este país había que ser fuerte y "viril" para que no le pase como al civilista Ulises Francisco Espaillat, o como a Billini, a Meriño, a Jimenes, a su maestro de la oratoria y compañero de oficina, Rafael Estrella Ureña, o como el propio Bosch y Gaviño. ¿Qué fue lo que más le ayudó? ¿Su personalidad, su carácter o temperamento, las circunstancias, o el contexto de la patología social dominicana? ¿Cómo lo logró? ¿Qué tenía diferente Balaguer al resto de los políticos de su generación?

Fui descubriendo al Balaguer astuto que construía a través de los símbolos, del miedo, de los sentimientos, de la identidad psicosocial, del "nacionalismo", el "anticomunismo", la revolución pacífica y el antihaitianismo, para legitimarse como la nueva necesidad pos-Trujillo y pos-revolución de abril; pero también, para crear la fragmentación social de los exogrupos y los endogrupos, o sea, la lucha entre los "nosotros contra ellos" y los "ellos contra nosotros". Cada rasgo de su personalidad, su buena memoria, su capacidad de manipulación, su histrionismo, su introversión, su inteligencia emocional y social le favorecían a la adaptación y el manejo de cada adversidad y circunstancia, unas veces como autocrático, otras como permisivo, repartidor y controlador, pero manteniéndose en el poder.

Fue moldeando el carácter, adaptándolo a las circunstancias, con flexibilidad emocional, perdurando y quedando atrapado entre el "yo ideal y yo real", entre su amplia cultura y conocimiento para asistirse a sí mismo de la sustentación de lo mágico-religioso, el activista creyente, la superstición, la búsqueda de lo divino, la virilidad, sus refugios personales para lograr empatía y sintonizar con la sociedad manejando, manipulando, validando y reforzando a cada quien para sus fines y propósitos personales.

En cada capítulo, el lector encontrará las explicaciones desde la particular visión de la psicología, la psiquiatría, la neurociencia y conexión con otras ciencias afines como la sociología, la antropología y la política, para aproximarse a conocer la caja negra de Balaguer.

Fui descubriendo al hombre egocentrista, personalista, honesto, trabajador, perseverante, disciplinado y con una fortaleza emocional y unas habilidades y destrezas que le llevaban a ser resiliente como ser humano y como político. Resiliencia es la capacidad de sobreponerse a las adversidades, gerenciar las crisis, adaptarse y crecerse en medio de las dificultades, sin dañarse y sin perder la motivación y propósito en lo que se cree y lo que se busca.

Sin embargo, no todas las personas ni todos los políticos son resilientes. Hay que poseer personalidad, inteligencia, habilidades, talentos, capacidad para insistir, persistir y resistir en cada proceso de la vida. Balaguer Ricardo no era un superhombre, no era un predestinado, ni el escogido por fuerzas divinas; no era un santo ni un diablo, tenía luz y sombra, pero logró lo que se proponía a fuerza de carácter, de voluntad, flexibilidad, coraje y capacidad para contextualizar, hacer lo que le convenía, lo posible, aunque fuera moralmente inaceptable y políticamente incorrecto. Si los resultados iban a ser favorables, entonces, Balaguer los justificaba.

A Joaquín Balaguer le tocó el tránsito del autoritarismo, la crisis de la revolución de abril, el mundo bipolar, las confrontaciones ideológicas, la necesidad de apertura democrática y de libertades, derechos y demandas sociales reprimidos por más de tres décadas de dictadura.

En cada circunstancia y en cada decisión que asumía o discurso que daba, como psiquiatra y psicoterapeuta, me detenía a observarlo, a escucharlo detenidamente, a buscar respuestas en sus gestos, su silencio, sus pausas y ausencias; pero también, en cada reacción donde dejaba constancia de sus rasgos, carácter y temperamento. Confieso que le fui conociendo, me acercaba mosaico a mosaico, descubriendo su inteligencia emocional, sus trampas y sus aciertos. ¿Era ético en la política? ¿Moralmente era correcto en lo que decía y cómo lo hacía? más aun ¿cómo vivía? Era la verdadera confusión y la incomprensión para asimilar a un Balaguer personalmente honesto, pero que políticamente no fue ético, pues en la ética hay regulaciones, normas y conductas que sustentan hacer lo correcto aunque no te vean. La otra cara, ¿era ética la sociedad a la que gobernaba? ¿Existían principios, normas morales y respeto por las leyes y las normativas democráticas?

Confieso que cuanto más lo leía, lo entendía sin juzgarlo, sin defenderlo y mucho menos justificarlo. A través de su personalidad fui descubriendo sus miedos, sus propias debilidades, de las que fue víctima, así como su carácter, temperamento y habilidades le fueron suficientes, junto a la capacidad de adaptación social. También fui descubriendo su patología, sus limitaciones psicoemocionales y lo que resultó su verdadera trampa, de la que no pudo salir, escapar ni superar. ¿Por qué no se casó Balaguer? ¿Por qué no asumió la paternidad de sus hijos? ¿Por qué no se jubilaba o se retiraba de la política?

¿Cómo controló la oposición política? ¿Cómo reguló las emociones de sus adversarios políticos? ¿Por qué sus adversarios no conocían lo suficiente a Balaguer para también neutralizarlo? En esa dinámica político-social, me di cuenta de cómo Balaguer manejó a cada uno de los que tuvo que confrontar en cada proceso electoral, dentro y fuera de su partido.

Joaquín Balaguer logró crear estructura de desarrollo social, estabilidad en medio de crisis; fortaleció y creó una clase media y parte de una oligarquía que permitió el crecimiento económico, empleo y reorganización del aparato productivo nacional. ¿Era eso lo que perseguía Balaguer? ¿Eso le daba sentido a su vida?

Finalmente, espero que quien se acerque a este libro encuentre en él los motivos y argumentos que le permitan comprender, conocer y entender la compleja personalidad de Balaguer y la patología social dominicana, a la que se adaptó y gerenció de forma eficaz y asertiva para llegar, mantenerse y gravitar en el poder por más de 70 años.

En este libro hago una radiografía de cuerpo entero de un hombre impredecible, alexitímico, introvertido, de comportamiento pasivo–agresivo, con rasgos obsesivos, histriónicos, evitativos, esquizoides, y con una fobia al matrimonio.

Lo he analizado sin pretensiones políticas ni ideológicas, sin prejuicios, sin actitud maledicente, pero sin fanatismo ni ánimo de congraciarme. Mi objetivo es meramente un estudio psicopatobiográfico de Joaquín Balaguer, a quien descubrí mientras escribía mi libro Trujillo Visto Por Un Psiquiatra.

Sin más nada, esta es mi mirada como psiquiatra y psicoterapeuta, que estudia la vida de los presidentes y líderes que han gravitado en la historia de nuestro país. El balance y la auditoría

existencial de Balaguer habla de un político que supo "autodiseñarse", para terminar siendo un líder autodirigido y redefinidor,
que en plena vejez y ancianidad continuó funcionando, actuando
y participando en lo que le gustaba y amaba, en lo significativo y
trascendente de su vida, en su pasión y razón de ser y de vivir: el
poder.

José Miguel Gómez

Capítulo I

DINÁMICA FAMILIAR DE JOAQUÍN BALAGUER

*"Al fin y al cabo, somos lo que hacemos
para cambiar lo que somos"*
Eduardo Galeano

Desde un líder a un ciudadano de a pie, para entender sus emociones, pensamientos, comportamientos y resultados de vida, hay que estudiarlo y analizarlo desde la expresión bio-psico-sociocultural y espiritual. Es decir, desde la genética, la sociedad, la cultura, la familia, el ambiente y las circunstancias que influyeron y condicionaron su carácter y rasgos de personalidad.

En ninguna persona, por transcendente que sea, los logros, éxitos o fama que alcance pueden deberse solo al esfuerzo, suerte o destino, o solo al producto de su talento y personalidad; sino que influyen factores como la crianza, la educación, el temperamento, el carácter, la inteligencia, así como los grupos de influencia y de referencia en la motivación. Las oportunidades y las condicionantes socioeconómicas, políticas y coyunturales juegan un factor decisivo o preponderante en el logro o las metas definitivas para establecerse como persona, profesional, líder, empresario, obrero, religioso, político, deportista, etc.; pero también cuando se desarrolla un trastorno de la personalidad, una disfuncionalidad psicosocial, un desenfoque de la vida, con pobre desempeño y con pobre productividad en todos los órdenes termina afectando el fluir en la vida y en el logro de propósitos.

El presidente Joaquín Balaguer no puede ser la excepción, no es un predestinado ni un líder caído del cielo, sino un hombre de carne, huesos y debilidades, con talento, disciplina, objetivos, metas y propósito de vida que iremos describiendo, psicoanalizando, diagnosticando e identificando los rasgos de su personalidad, su carácter, temperamento, su sexualidad, su conducta, discursos, defensas y comportamientos. Estudiaremos cómo, en las diferentes etapas de la vida (como persona, presidente, intelectual, político, hijo, hermano, padre y amigo), puso en evidencia su propio yo, sus necesidades, sus motivos reales, sus miedos y trampas, su ambivalencia, su fortaleza.

Joaquín Balaguer Ricardo es el producto de una familia nuclear y numerosa de ocho hermanos, criados en un contexto rural del matrimonio de don Joaquín Balaguer Lespier (padre) y doña Carmen Ricardo (madre). Es el quinto hijo y único varón de los ocho hermanos: Lidia Lucía, Isabel Irene, Alicia, Ana Teresa, Joaquín Antonio, Rosa Amelia, Emma Antonieta y Carmen Celia; nace después de Ana Teresa y antes que Emma, con quien mejor socializaba y quien más le apoyó en sus actividades políticas y familiares.

El padre de Balaguer, Joaquín Jesús Balaguer Lespier, tuvo un hijo fuera del matrimonio con la señora Ozema Rodríguez de Castro, al que llamaron Gilberto Antonio Balaguer Rodríguez. Nacido en 1920 en Puerto Plata y fallecido el 3 de septiembre de 2002 en Santiago, a Gilberto Antonio Balaguer nunca lo vincularon a la familia, ni siquiera durante los 22 años de gobierno del Dr. Balaguer; de hecho, no apoyaba políticamente a su hermano. Al momento de nacer Gilberto, Joaquín Balaguer tenía 14 años de edad y, para entonces, escribía sus versos "Psalmos Paganos" y "Tebaida Lírica".

La familia Balaguer Ricardo se desarrolla en la comunidad de Navarrete, Santiago. El padre se dedicaba a los negocios de la compra y venta de tabaco, y la madre, doña Carmen, ama de casa dedicada al cuidado y crianza de los hijos, como eran las familias patriarcales de la época.

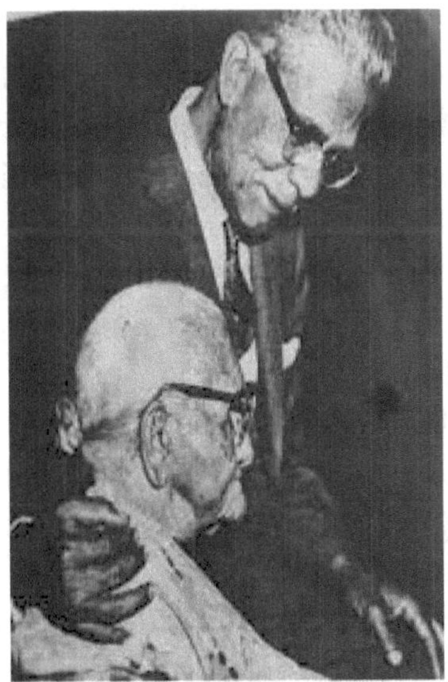

Dr. Joaquín Balaguer junto a su madre
doña Carmen Celia Ricardo

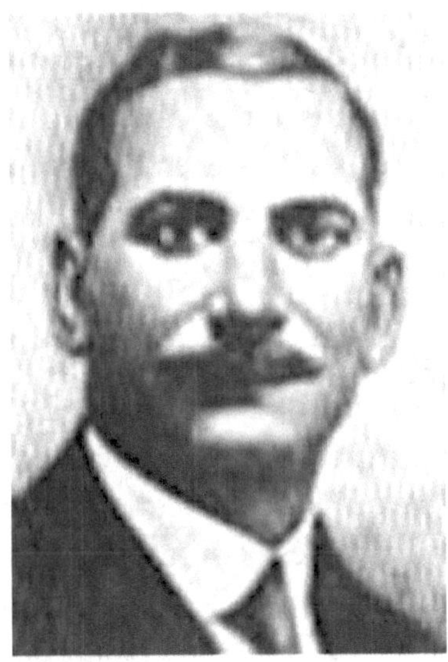

Don Joaquín Antonio Balaguer Lespier,
padre de Joaquín Balaguer

La de los Balaguer Ricardo era de una de las familias de primera de la época, es decir, acomodada dentro de las limitaciones rurales. El padre era dueño de medios de producción, pagaba fuerza de trabajo e incidía socialmente en la comunidad. Los padrinos del presidente Balaguer fueron don Ulises Franco Bidó y doña María Morel; sus abuelos maternos fueron Manuel de Jesús Ricardo y doña Rosa Aurelia de Ricardo. Ricardo, de Puerto Plata, "capitán adjunto de la comandancia", participó en la gesta de la Restauración, combatiendo bajo las órdenes del general Gregorio Luperón. Los abuelos paternos fueron José Balaguer y Buenaventura Pizol de Balaguer, catalanes que se radicaron en la isla de Puerto Rico en el año de 1872. (1)

Doña Carmen Celia Ricardo era familia del general Ulises Heureaux, el famoso "Lilís", dictador y presidente de la República a finales del siglo XIX. Joaquín Balaguer Ricardo nace el 1 de septiembre de 1906, en Villa Bisonó (Navarrete), cuando ya habían fallecido sus abuelos. Como han podido observar, al presidente Balaguer le acompañó un componente genético, sociofamiliar e histórico que, décadas más tarde, incidiría en su vida política, personal y familiar, a través de su temperamento y rasgos de personalidad, su carácter y su sistema de creencias.

En todo su desarrollo, desde Navarrete a su traslado a Santiago y la ciudad de Santo Domingo, la familia Balaguer Ricardo se mantuvo unida, pese a muchas vicisitudes económicas, como las que vivieron producto de la guerra 1914, cuando un barco que llevaba los embarques de tabaco del padre fue hundido en el mar, llevando a la quiebra el negocio y teniendo la familia que afrontar las adversidades económicas y sociales de la época. A pesar de estas circunstancias, continuaron estudiando, trabajando y sobreviviendo. Para ese entonces, Joaquín Balaguer tenía ocho años de edad y ayudaba en las funciones domésticas y el cuidado de las hermanas más pequeñas, que habían nacido

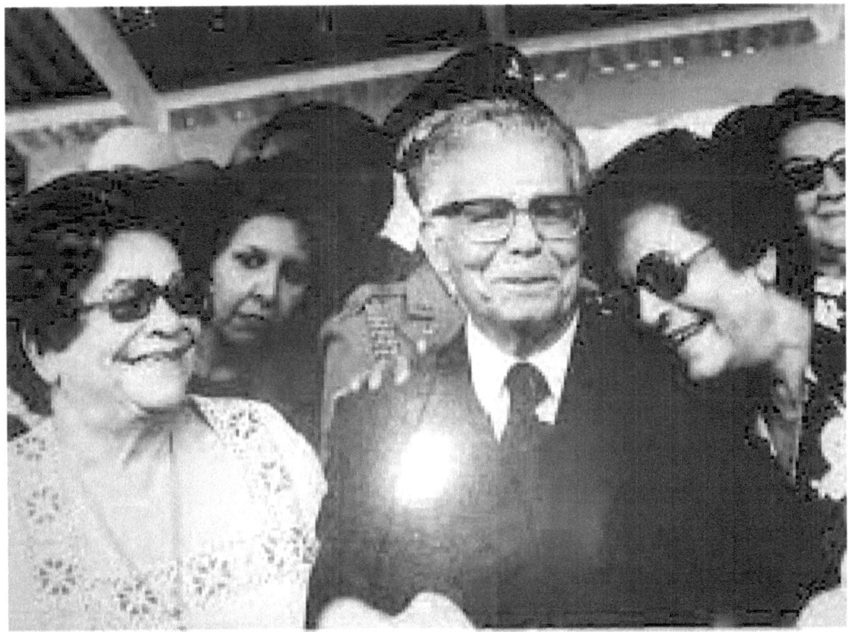

El Presidente Joaquín Balaguer junto a su hermana doña Emma Balaguer

en otras circunstancias, como fueron Alicia, Emma, Rosa y Carmen Celia. (2)

Ese apego, vínculo y sentido de pertenencia de Joaquín Balaguer se construyó como figura de hermano mayor de esas cuatro hermanas menores y único varón, que llevaba el nombre de su padre como figura masculina y que, después de este, tenía la referencia, la obligación y la designación del cuidado de la familia. Esa referencia, ese rol y simbolización de la sustitución del padre con sus hermanas llevó a Balaguer a crear un sobreapego, una filiación de figura "paterna" hacia ellas, de las que nunca se separó y a las que cuidó como sus "hijas"; su primera relación primaria, su única familia, sus afectos y necesidad vinculante. Es de ahí que hay que entender los porqués de la negación de la paternidad de once hijos, a los que Balaguer nunca reconoció, no les dio el apellido, no los presentó formalmente como familia en ningún espacio de su vida pública o privada, ni asistió a sus bautizos, cumpleaños, bodas, adversidades, enfermedades o alegrías, a pesar de que tres de ellos trabajaron con él: Alexis, Xiomara y Carmencita.

La familia es el primer espacio para la crianza y el desarrollo sano, para la construcción del apego, la seguridad, el amor, la afectividad, el vínculo, la identidad y el sentido de pertenencia, que es el que crea la autoaceptación, el merecimiento y las actitudes emocionales positivas en una persona. Es decir, para entender la ambivalencia psicoemocional y del "yo" de Balaguer hay que entender su propio inconsciente, sus defensas y represión, desde donde reconoció, admiró y desarrolló el rol y la simbolización paterna de sus progenitores, pero se negó a construir familia primaria; o sea, no contrae matrimonio, no se vincula ni se apega, no ejerce paternidad propia, cosa que explicaremos más adelante en la personalidad, junto a las razones psicoafectivas y emocionales que llevaron a Balaguer a identificarse con su madre, sus hermanas y la figura de la mujer, a la que reconocía y le daba espacio como gobernadora, ministra o, en su cercanía, como secretaria y acompañante de lectura después de su ceguera. Todo esto sin dejar de mantener distancia, desapego, afecto limitado, alexitimia emocional y egocentrismo en su propio comportamiento social.

Como se puede reflexionar, la función de una familia, los acontecimientos que ocurren en ella, no se asimilan de la misma forma en unos y otros de sus miembros, y eso se estudia desde la epigenética, la antropología, la psicología, la sociología y la psiquiatría.

Aunque la familia Balaguer Ricardo era una familia funcional y nuclear, la construcción en el apego, la identificación con el padre o el modelo de referencia no fue del todo sano en el equilibrio psicoemocional del hijo, por lo que no pudo adaptar o repetir la dinámica en sus relaciones primarias (vástagos, esposas).

Esa condición no afectó por igual a todos los hijos de la familia, ya que algunas se casaron, crearon sus propias familias, pero otras optaron, como Balaguer, por ser solteronas. Los hijos de Balaguer, sin embargo, han construido familias, parejas y patrones de conducta psicosocial de forma funcional y adaptativa.

Genograma de los antecedentes familiares de Joaquín Balaguer Ricardo

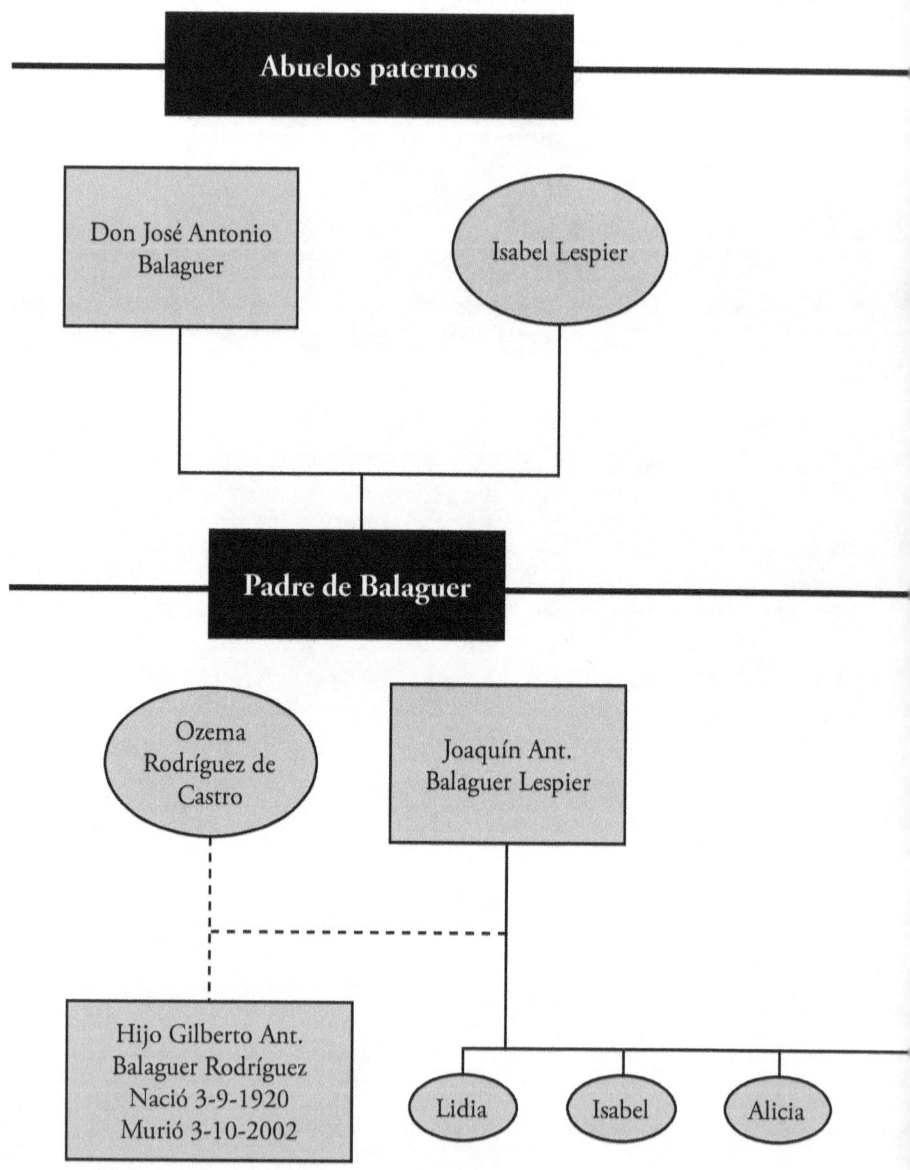

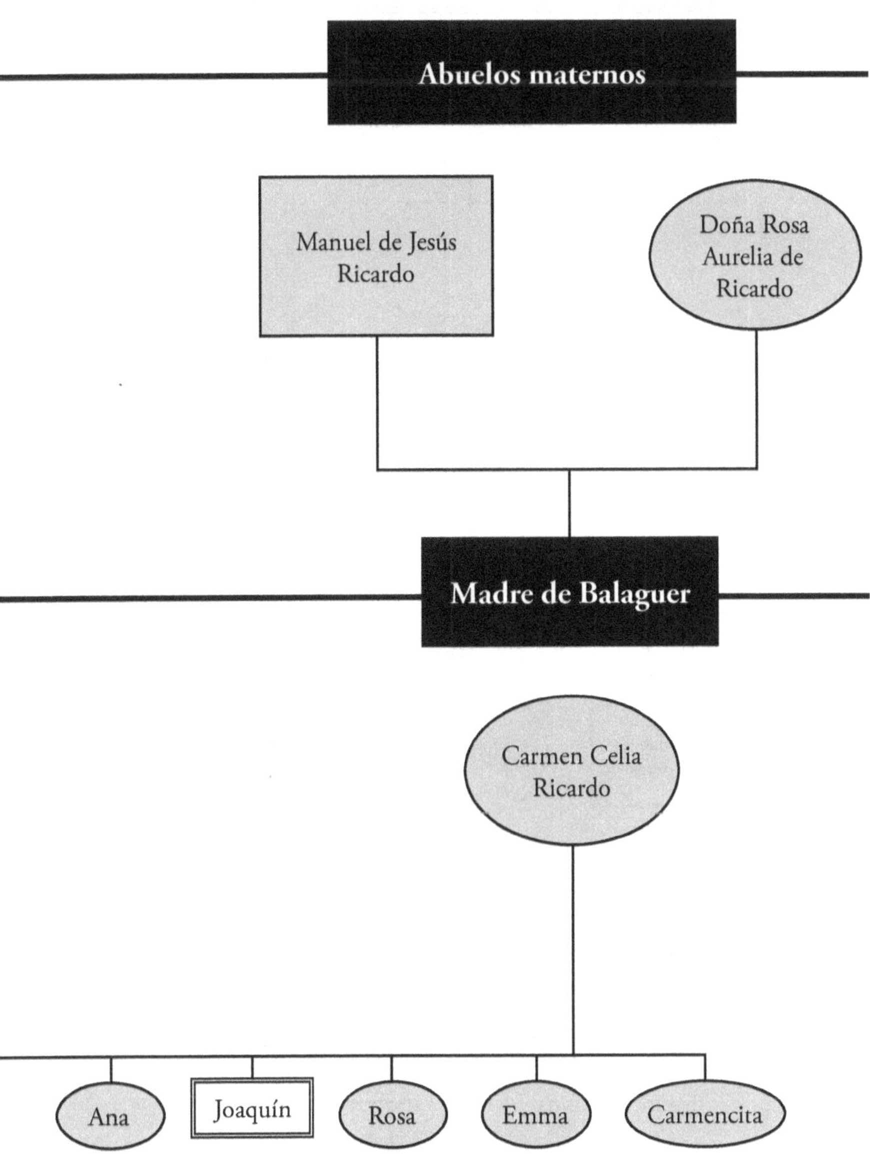

Abuelos maternos
Manuel de Jesús Ricardo
Doña Rosa Aurelia de Ricardo
Madre de Balaguer
Carmen Celia Ricardo
Ana
Joaquín
Rosa
Emma
Carmencita

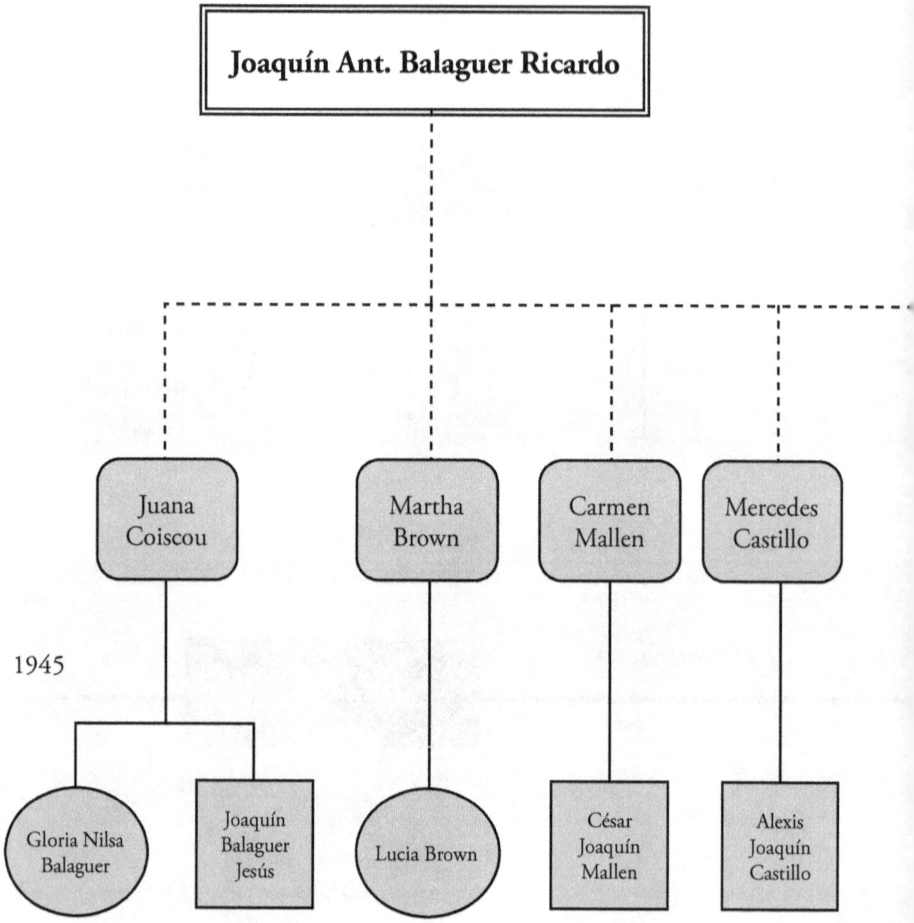

Joaquín Ant. Balaguer Ricardo
Juana Coiscou
Martha Brown
Carmen Mallen
Mercedes Castillo
1945
Gloria Nilsa Balaguer
Joaquín Balaguer Jesús
Lucia Brown
César Joaquín Mallen
Alexis Joaquín Castillo

Hijos de Balaguer no reconocidos

Símbolos y sus significados

Figura masculina
Figura femenina
Unión libre
Parejas de casados
Personaje estudiado

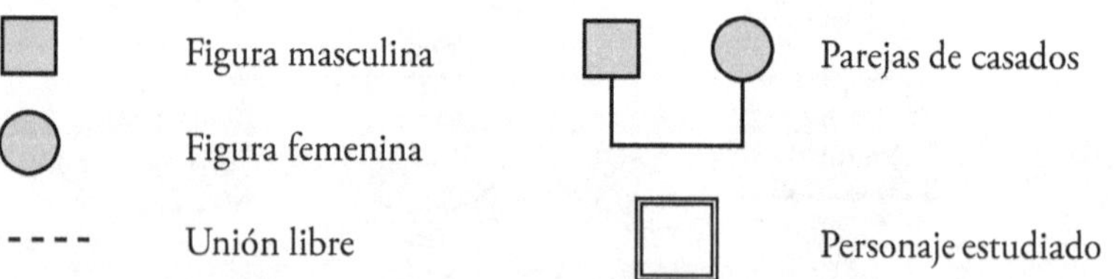

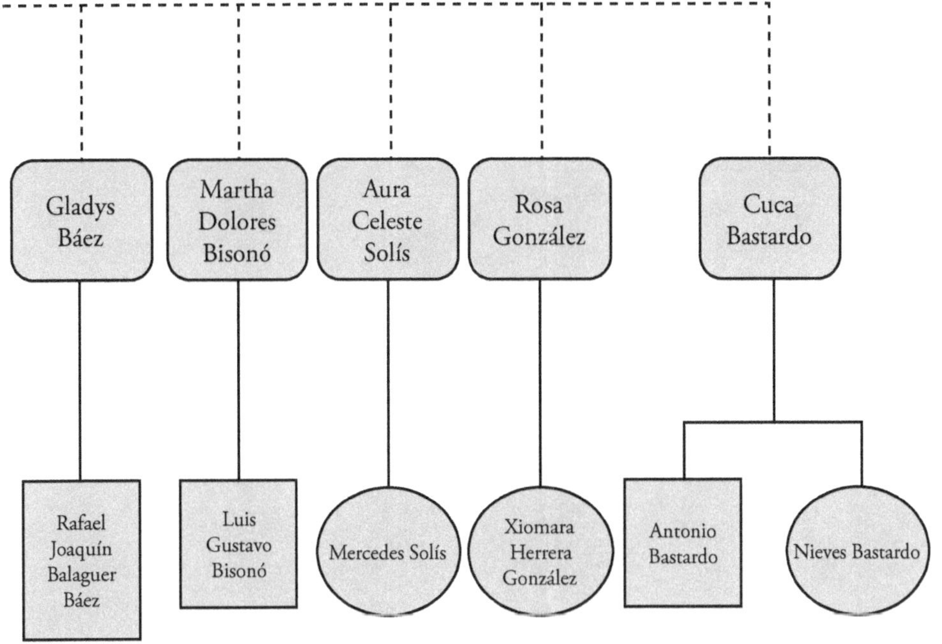

Elaborado por José Miguel Gómez
Fuentes de genealogía: Edwin Rafael Espinal, cápsula genealógica en el Periódico Hoy, sábado 16 de septiembre, 2006 y Julio González, genealogista y fotógrafo, Listín Diario, 30 mayo, 2019.

Capítulo II

Desarrollo infantoadolescente de Joaquín Balaguer

En el desarrollo de un niño es primordial el apego, el cuidado sano, la estimulación y el vínculo antes de los cinco años; pero también, de la posición que ocupe en el lugar de nacimiento entre los hermanos, del tipo de dinámica familiar y del modelo de crianza en que viva, dependerá su tipo de personalidad y sanidad para el futuro.

Al presidente Joaquín Balaguer le tocó una familia nuclear, integrada por padres y hermanas, ocupando la quinta posición y siendo el único varón, que llevaría, además, el mismo nombre del padre. En una familia patriarcal, la llegada de un hijo varón representa un reconocimiento e identificación con el padre, siendo el preferido, en este caso, junto con la hija más pequeña, Carmencita. Según testimonio de la hija Rosa, Balaguer Lespier, cuando regresaba los viernes de trabajar, le entregaba una moneda de 5 centavos a Carmencita y a él una de 10 centavos, demostraba gran cariño a estos dos hijos, pero también reforzaba y validaba a su hijo varón. (1)

A temprana edad, el niño Joaquín Balaguer se alfabetizó con las maestras doña Eudosia Polanco y doña Carmita Pons de Peña, en Navarrete. Desde pequeño era un niño introvertido, callado, tímido, disciplinado y estudioso. Fue inscrito en la escuela primaria Paraguay, de la ciudad de Santiago, la cual estaba dirigida por el profesor don Juan Tomas Litgow. (2)

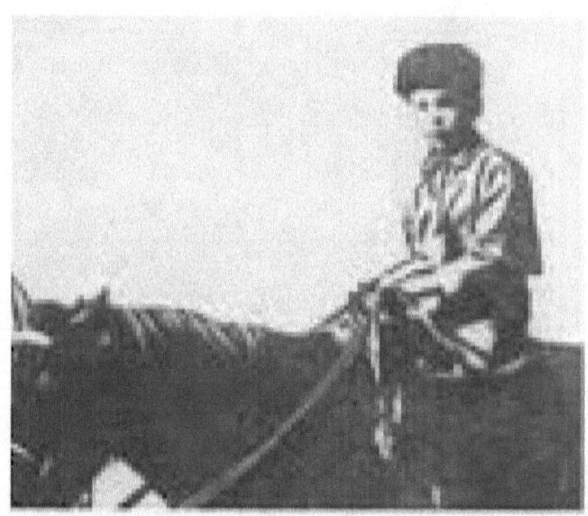

El niño Joaquín Balaguer Ricardo montando caballo

Como todo niño, jugaba, el padre le enseñaba a montar a caballo y la madre se ocupaba de su alimentación y aseo personal junto con las hermanas mayores. Es decir, fue mimado, consentido, validado y bien acogido en su entorno familiar, cosa que a todo niño le crea seguridad, confianza, autoestima; pero también, el sentirse privilegiado lo puede hacer egocéntrico, egoísta y demandante de la presencia y cuidado de los padres y hermanos.

Las rivalidades, conflictos, celos y envidia en los niños ocurren antes de los seis a los ocho años. En todo su desarrollo, Joaquín Balaguer muestra mayor apego con Emma, la sexta de las hermanas; Rosa, la séptima, y con Carmen Celia, la más pequeña. Aunque a todas las acogió en su casa, Emma y Rosa fiscalizaban sus asuntos familiares, personales y políticos hasta la adultez.

El niño y adolescente Balaguer fue siempre amante de los caballos, los perros, la naturaleza, los ríos, en los que aprendió a nadar a edad temprana. (3)

Adolescencia de Joaquín Balaguer

Su adolescencia es socializada en Santiago, donde la familia se había trasladado buscando mejores condiciones de vida, debido a las pérdidas económicas que antes mencioné y a que el padre presentó una grave enfermedad que lo incapacitó por varios años.

Desde adolescente le gustaba estudiar, bañarse en el río -aunque diferente a los demás, que se bañaban desnudos, Joaquín Balaguer se bañaba con ropa- y recoger piedras grandes, preferiblemente en horas donde había pocos muchachos.

La madre, doña Carmen Celia Ricardo, describe al hijo: "ese muchacho, desde que era un muchachito, no se quitaba el saco ni la corbata ni siquiera para comer". Otra de las cosas que nunca ha hecho es bailar –su padre y yo, dice la madre, bailábamos-, pero al hijo Joaquín nunca lo vieron bailar. (1)

Relata el profesor Miguel Ángel Jiménez, que "Joaquín Balaguer asistía a bañarse al río Yaque en saco y corbata". Esa tendencia a la limpieza, el orden en el vestir, el cuidado, la pulcritud, la puntualidad, la soledad, la lectura, la literatura y su vocación por los libros, permanecieron en toda su trayectoria de vida formando parte de su carácter, de sus rasgos de personalidad y de su propia identidad psicosocial. (2)

El padre deseaba que su único hijo varón se dedicara a los negocios; se dice que lo presionaba para el trabajo del campo y los negocios familiares, pero el joven se negaba debido a su vocación por los libros, la literatura y la enseñanza. En respuesta, le dedica un poema al padre, escrito a los 14 años, después de enterarse de que este había procreado y declarado un hijo en Puerto Plata.

A mi padre

Padre, padre querido, ¿no es verdad que tú quieres
que yo deje mis versos y alivie tus quehaceres
compartiendo contigo la nostálgica carga
y el pesar de la senda melancólica y larga?

No es verdad que tú encuentras que yo soy un perverso
porque soy en tu vida más inútil que un verso…?

Yo sé que tú quisieras que, en vez de estar buscando
la rima de este verso, te estuviera ayudando…

Tú quisieras que el fruto de tu eterno desvelo
no pensara en que es bella la ternura del cielo…

Sé que tú sufres mucho viéndome padecer
y buscando la estrella que jamás he de ver…

También sé que tú piensas que no quiero ayudarte
porque me ves viviendo nada más para el Arte…

¿No es verdad que me encuentras muy soñador y amante
y que mejor quisieras que fuera comerciante?

¿Que en vez de contar sílabas y amar la luna ingrata
viva sumando números y monedas de plata?

Quisiera hacer ¡Oh padre! lo que tu amor me pide,
pero tengo aquí dentro algo que me lo impide…

Algo secreto y hondo que me hace amar las cosas;

adorar a los lirios y añorar a las rosas…

No es verdad que tú quieres que yo no cante más
y que deje mi verso y mi ascética paz,

Para entrar, sin el cobre de mi estrofa divina,
en las vulgaridades de una loca oficina?
Yo sé que tú has pensado después de una vigilia
que soy el más inútil fruto de la familia…

Padre, padre querido, yo sé que te lastima
el ver que yo no vivo más que para mi rima.

Piensas que solo busco lo banal y lo fútil
y que por eso he sido solamente un inútil.

¡Qué cosa tan distinta la que soñaste un día
diciéndome que pronto mucha plata tendría!

¡Padre mío, mi padre, yo soy lo que no quiero:
Poeta por capricho de algún brujo hechicero…!

Cuando escribí de niño mis primeras estrofas
y te entregué mi libro -el primero- entre mofas,

recuerdo que sentiste cierta duda y pensaste
en algo doloroso, porque me preguntaste:

¿Sabes que los poetas nunca tienen dinero
y que pasan lo mismo que su hermano el lucero?

Y hoy quizás me hallas triste, melancólico y pobre,

sin tener más que versos, sin tener más que cobre…

Y también mis hermanas me hallarán muy pequeño
porque yo no más tengo dinero cuando sueño…

Yo seguiré mi senda y tu quizás la tuya
y tú me dirás antes de que todo concluya

y antes de que yo parta: Hijo mío, ¿no ves
cuántas son las espinas que desangran tus pies?
¿No es verdad que me encuentras muy soñador ¡ amante y que
mejor quisieras que fuera comerciante?...

*Tomado textualmente del libro Balaguer El hombre del Destino,
del autor Aliro Paulino hijo.

Apenas a los catorce años el adolescente Joaquín Balaguer publica su primera obra literaria, "Psalmos Paganos" y "Claros de luna"; con solo dieciséis años penetra al mundo de la prosa con su obra "Tebaida Lírica". (3)

Para identificar al adolescente y joven Joaquín Balaguer Ricardo, se encuentra el testimonio de diferentes personalidades de la época que le describen en su personalidad, como don Federico García Godoy, cuando expresa que "el joven autor de este libro: La Tebaida Lírica, el benjamín de los poetas dominicanos, por lo que se ve en estos versos, casi siempre de atrayente colorido y suave musicalidad, es un talento prodigioso. Tiene veinte y dos años y en sus escritos se revela un hombre de cuarenta. Asombra este muchacho que Dios guarde para la gloria de su patria". (4)

Es evidente que los sueños de padre e hijo representaron conflictos, desapego, frialdad o decepción; sin embargo, Joaquín Balaguer hijo continúo con sus propósitos y proyecto de vida, con su vocación por la poesía, la literatura en general y, posteriormente, por la política, a la que se dedicó hasta su muerte. Balaguer deja constancia del rechazo, el desapego y la falta de identificación con la figura del padre (huella somática no resuelta) dando como resultado la negación a asumir paternidad responsable y relaciones afectivas y emocionales duraderas y vinculantes con parejas.

El contexto histórico, sociopolítico y económico donde se desarrolla un adolescente y joven es determinante para su identidad psicosocial: ¿Quién soy? ¿Quién quiero ser? ¿A quién quiero parecerme? ¿Cuáles son mis modelos de referencia, de influencia e inspiración? Con todo esto va formando el carácter de la personalidad.

El joven Balaguer nació en una comunidad rural, en un país en el que se confrontaban caudillos, montoneras y conflictos, que venían desde el asesinato del dictador Ulises Heureaux el 26 de julio de 1899, luego los gobiernos de Ramón Cáceres de 1905 a 1911, años de cambios de gobierno, llegando a haber 17 gobiernos en 17 años, lo que produjo crisis política, económica y social, a la que le sucedió la primera ocupación norteamericana (1916-1924), ocurrida cuando nuestro protagonista tenía solo 10 años de edad.

La ocupación norteamericana logró estabilizar al país, controlar las confrontaciones y desarmar la población civil después de la renuncia del presidente Juan Isidro Jimenes; permitió la activación de la economía, situación que facilitó que el padre de Balaguer reabriera las puertas de su negocio de compra y venta de tabaco.

Joaquín Balaguer, como todo adolescente, presentó desafíos, desinterés por la escuela o indisciplina para con sus padres; el padre, preocupado por el bajo rendimiento escolar, decide llevarlo al colegio que dirige don José Dubeaux en Puerto Plata. Aquí también se comporta con desinterés en las clases, se escapó para andar la campiña a lomo de caballo y pasear por el río Yaque del

Norte. En las huidas pernoctaba en la casa de don Arsenio García, inmigrante canario amigo de la familia, en el poblado de Río Grande de Altamira. (1)

En Santiago, donde se había trasladado la familia Balaguer Ricardo, habitaban una modesta casa en la calle de La Barranca. Es allí donde el joven Joaquín recibe el espacio para su desarrollo intelectual y académico, teniendo la influencia de profesores de alta calidad educativa, como la profesora doña Rosa Smester, quien influyó en su afición por la poesía. (2)

Lo mismo pasó en su influencia literaria, con la participación del seibano Emilio A. Morel. Es evidente que desde el bachillerato, el adolescente Balaguer Ricardo mostraba sus propósitos, habilidades, destrezas, inteligencia y vocación por las letras, la lectura y los espacios académicos, siendo identificado por personalidades de la época como García Godoy, el poeta Manuel del Cabral, Américo Lugo y el maestro Federico Henríquez y Carvajal. Desde joven, declamaba poemas de Rubén Darío, de los poemarios Azul y Prosas paganas, y semblanzas sobre Bolívar y Montalvo. (3)

Todo adolescente es gregario, le atraen los grupos, la identificación con otros para buscar y consolidar la identidad psicosocial. Los amigos de Balaguer eran pocos: Marcos A. Cabral Bermúdez, Juan Bautista Rojas, Julián Sued y Rodolfo Álvarez.

Desde adolescente lo describían como tímido, discreto, callado, buen nadador, musculoso, le gustaba el boxeo, los caballos, los libros y la lectura. En la adolescencia se enamoró de una joven condiscípula suya y se lo hizo saber en carta a su amigo Luis E. Álvarez; no se describe nombre de la enamorada, pero se sabía que se llamaba Fila Franco. (4)

Amigo:

He estado enfermo, muy enfermo. Pero ignoro si durante esa importuna enfermedad ha padecido más el cuerpo que el alma. No sé. No sé nada. Pero parece que el alma ha estado más enferma, ha sido grande la herida que más ha abierto, en el alma, amigo, unos "ojos claros serenos" que de "dulce mirar" son "alabados", que esta herida perversa que ha abierto en mi carne miserable una enfermedad que lógicamente, tenía que venir a castigar mi cuerpo. Pobre cuerpo. Pobre cuerpo. Pobrecita alma.

Después de tantos días sin sol, he salido a la calle. Y la he visto, la he visto a "Ella". Estaba más indiferente, más cruel, perversa como siempre y amada más que nunca.

La vi, pero ella no me vio; no pudo, no quiso verme. ¡Pobrecita alma que no tienes quien te mira!

Luego: me entregué, para olvidar ese amor, el único amor que he tenido en mi vida, a una vida bohemia y silenciosa. De aquí, querido amigo, mi silencio obstinado, pertinaz, soy ya un abúlico. Un pobre abúlico maldito. Un abúlico perverso y bueno. ¡Valga la paradoja!

Amigo: ¿no has inventado alguna vez un remedio contra el amor? El amor es lo más triste y lo más divino del mundo. Amo y no quiero amar. Amo por fuerza. Amo porque no puedo hacer otra cosa: soy esclavo de mi corazón. ¡Pobrecita alma!

Amigo: cuéntame algo que hable de amor, de pena, de tristeza, de crepúsculo… Ahora, amigo mío, escribo poco, muy poco, tal es el dolor que embarga mi alma. El amor me ha convertido en abúlico. Únicamente he amado una mujer: una sola. ¿Es extraño, pues que yo sufra tanto si amo tanto? Todo es proporcional: mucho amor, mucho dolor.

Amigo: amo un loco imposible. Una mujer ante la cual no me puedo presentar a decir que la amo. ¡Pobrecita alma! Talvez "ella" me ame: pero es un amor anormal, ilógico, absurdo, perverso. Y he aquí que tengo que sobrellevar el gran dolor de verla en brazos profanadores: lejos de los que la aman tanto, que la adoran tanto. Pobrecita alma.

Amigo:
¡Que amargo es el amor!
Amigo: cuéntame algo triste, que estoy triste y no quiero salir de mi tristeza.
Espero a junio
¿Cuándo (ilegible) junio?
¡Pobrecita alma enferma de amor!
Amigo:
Te abraza,
Joaquín.

Es en la adolescencia y juventud temprana en donde se consolida la identidad del "yo", la psicosocial, la orientación sexual, el carácter, la autoestima, la identificación con necesidades sociales, culturales, espirituales e ideológicas. De ahí que cada adolescente es el resultado de la expresión bio-psicosocial, cultural y política de la época donde se desarrolle, pero también de la familia, la escuela y el ambiente.

El adolescente y joven Balaguer Ricardo supo escoger lo que quería, sus propósitos, metas y sueños, inclinándose por las actividades intelectuales, la poesía, las letras y la oratoria. Es totalmente diferente cuando un adolescente o joven no establece una identidad, una causa, un motivo, una influencia, una referencia psicosocial o alguien digno de imitar; sencillamente, es un adolescente de mayor riesgo psicosocial, más vulnerable, de pobre propósito de vida o de ausencia de un proyecto de vida sostenido y perdurable.

Cada adolescente y joven tiene que construir o buscar sus propios espacios y propósitos de vida que le permitan su desarrollo, a veces existen los espacios, las oportunidades y las circunstancias, pero no todos llegan, las identifican o las conquistan.

El adolescente y joven Balaguer Ricardo supo defender, buscar, identificar y destacarse en lo que decidió hacer, participar y construir como ser social construyendo sus fortalezas y su resiliencia para toda la vida. Sin embargo, también explicaremos cómo se van construyendo sus debilidades, limitaciones, impedimentos y trampas en otras áreas de su vida que afectaron su desarrollo psicoemocional.

Desde la adolescencia y la adultez temprana se descubre el quién soy, quién quiero ser, qué voy a defender. Esas construcciones, junto con el temperamento, el carácter, los rasgos, las circunstancias psicosociales, socioeconómicas y espirituales, definen la personalidad en la vida.

Como han podido reflexionar, el presidente Balaguer Ricardo es, como se estudia en la psiquiatría, una expresión bio-psico-sociocultural y espiritual. Como todo ser humano, tiene luces y sombras, aciertos y desaciertos, fortalezas y debilidades, pero sobresale su capacidad para identificar vocación, motivos, interés y aprovechar sus rasgos de personalidad y su carácter para materializar sus sueños y objetivos.

Durante su desarrollo como adolescente, Balaguer tuvo que defender y definir su vocación, qué le gustaba, qué identidad psicosocial, ocupacional o profesional iba a asumir diferente al contexto de su entorno social y a las expectativas que tenía su padre que, como se sabe, asumió que su primer hijo varón le ayudaría o en un futuro se encargaría del negocio, cosa que este no aceptaría. Esto pudo ocasionar disgusto entre ambos, además del efecto que pudo tener en un joven de 14 años el hecho de que su padre procreara y declarara un hijo fuera del matrimonio.

Las infidelidades o asumir una segunda familia fueron siempre parte del modelo patrifocal y del machismo en regiones rurales y urbanas, pero no por eso dejaban de generar disgustos, conflictos y actitudes emocionales negativas en los padres y los hijos.

De Gilberto Antonio Balaguer es muy poco lo que se conocía, nunca se mencionó como hermano de los Balaguer Ricardo, como tampoco aparece en fotos familiares, por lo que se asume o se deduce que no fue aceptado o no socializaba con sus ocho hermanos, nacidos en el seno del matrimonio con doña Celia Ricardo.

Es evidente que en plena adolescencia eso marcaría a Joaquín Balaguer, que ya había escrito un poema a su padre y que, a sus dieciséis años, en su obra "Tebaida Lírica", expresa resentimiento y remordimiento.

Esos procesos psicoemocionales de conflicto con su padre, la construcción de la identidad, el apego ambivalente y el rol de la identificación de la paternidad, dejaron huellas somáticas en el cerebro, las emociones y la vida psicológica de Balaguer Ricardo, pasando a construir parte de su identidad psicosocial, de su autoestima y su autoconcepto, como todo adolescente que presenta diferencias o conflictos dentro del modelo primario familiar.

Esas actitudes emocionales formaron parte del desarrollo socioafectivo y emocional de forma negativa, llevando a Joaquín Balaguer a comportamientos pasivo–agresivos en su adultez, pero también, a la negación de asumir su identidad y rol de figura paterna frente a sus once hijos.

Sin embargo, lo más profundo de ese comportamiento en su curva vital existencial, es cuando en plena vejez y enfermo, le pide al Dr. Charles Dunlop, su médico personal, que le saquen el corazón y lo pongan en la tumba del padre, enterrado en el cementerio en Santiago. Se podría inferir que estaba entregando a su padre el corazón, pero no el alma.

Las conductas, comportamientos, decisiones y reacciones producidos en diferentes circunstancias y de forma permanente son los que dejan constancia de los rasgos y tipos de personalidad; son respuestas desde el inconsciente o de forma defensiva que los seres humanos no podemos asumir ni explicar de forma planificada. Desde la adolescencia y adultez temprana, así como en su madurez, Joaquín Balaguer fue el resultado de su personalidad, de la estructura psicoemocional y psicosocial construida en su crianza, en su entorno educativo, en su participación política e intelectual, en su vida como presidente y hasta el final de sus años.

Esas circunstancias, que pudieron también ayudarle en su carácter, en desarrollar resiliencia social, en su fortaleza emocional, fueron las mismas que crearon sus limitaciones en áreas fundamentales de su vida psicoemocional.

La vida de un ser humano está condicionada por muchos factores e indicadores que inciden de forma integral en sus emociones, sentimientos y pensamientos, desde una pérdida, un abandono, una ruptura amorosa, una traición, una adversidad, una crisis o circunstancia, a los que el cerebro, la epigenética y las emociones les dan interpretaciones distintas en cada persona.

Los traumas psicoemocionales, las adversidades, por simples que parezcan, juegan o influyen en las actitudes emocionales y, dependiendo de si son positivas o negativas, se quedan como huellas somáticas en el cerebro, que las almacena en sus amígdalas, el sistema límbico o la corteza prefrontal para contextualizar, discriminar o racionalizar parte de nuestro comportamiento psicosocial en el presente; sin embargo, cuando se vive desde el pasado, no permiten que la persona fluya de forma sana y adaptativa.

Capítulo III

INDICADORES PSICOSOCIALES, CULTURALES Y POLÍTICOS QUE INCIDIERON EN JOAQUÍN BALAGUER Y EN SUS RESULTADOS DE VIDA

"Cuando estés contento de ser simplemente tú mismo y no te compares ni compitas con nadie, todo el mundo te respetará"
LAO TSE

Los procesos históricos, socioeconómicos, políticos, culturales y circunstanciales que impactan a las familias y a las personas son los que van configurando el sistema de creencias. ¿Qué son las creencias? Son pensamientos limitados, distorsionados o validados que se van convirtiendo en verdades absolutas que a veces no tienen un razonamiento lógico, pero que la persona las alimenta o las cree. Esos pensamientos terminan configurando sus comportamientos y sus comportamientos, a su vez, configuran sus resultados de vida. O sea, si piensas mal, actúas mal y terminas con resultados negativos. Es decir, los objetivos, sueños, motivaciones, emociones y decisiones que asumimos, defendemos o rechazamos en el comportamiento social, son resultado de los factores o condicionantes psicosociales y socioculturales y del tipo de personalidad.

El presidente Joaquín Balaguer es la expresión y el resultado de varios factores que lo influenciaron o le sirvieron como modelo de referencia, como ideología para su vocación y construcción de vida, junto a su carácter, temperamento y personalidad. Dentro de esos factores se encuentran los resultados de la situación política, tanto nacional como internacional, que referí en capítulos anteriores.

Recuerden que Joaquín Balaguer como adolescente incursiona en la literatura, el periodismo y el magisterio. Sin embargo, la ocupación norteamericana lo motivó y como todo joven que busca identidad, participación y reconocimiento de grupo, decidió entrar a la política, participando en movimientos y manifiestos contra la ocupación extranjera y militando en el Partido Nacionalista que presidía Rafael Estrella Ureña, político y orador al que admiraba y que influyó en él, en su ideología política y en la elección de la carrera de derecho, debido a su trabajo en la misma oficina del Lic. Jafet Hernández.

Estas circunstancias ayudaron al joven Balaguer a ir construyendo el carácter, del que sabemos que es adquirido, producto de la interacción familiar, social y educativa. Los amigos lo describen desde joven como tímido, callado, introvertido, no le gustaba el baile, ni el ron, ni los grupos; solamente participaba en tertulias literarias, poesía, política y su trabajo como periodista y maestro.

Pero el encuentro con el Lic. Rafael Estrella Ureña le dio el espacio en la política, conociendo al presidente Horacio Vásquez y a Rafael Leónidas Trujillo Molina, quien marcaría su carácter, habilidades y destrezas para conocer la psicología y el comportamiento del dominicano en términos político, social y personal.

De todas esas circunstancias fue que el joven Joaquín Balaguer Ricardo aprendió y ejerció su talento como escritor, ensayista, poeta, periodista, historiador, maestro y político hasta el día de su muerte, pero también su nacionalismo, su cultura hispánica, su intelectualidad y su sólida formación académica.

Producto de su participación académica, profesional y política, fue que desde el inicio de la dictadura de Trujillo Molina, el Lic. Joaquín Balaguer ocupó varios puestos de trabajo; desde 1930, cuando fue designado abogado del Estado en el tribunal de tierra de Santiago, un año después de obtener su título de abogado, pasando por distintos estamentos del Estado dominicano. Veamos: secretario de la Delegación Dominicana en Madrid, 1932-1935; subsecretario de Estado de la Presidencia, 1936; subsecretario de Relaciones Exteriores, 1937; catedrático de la Universidad de Santo Domingo, 1938; ministro plenipotenciario en Colombia y Venezuela, 1940; secretario de Estado de Educación en dos ocasiones, 1949 y 1953; secretario de Estado de Relaciones Exteriores, 1953; secretario de Estado de la Presidencia, 1956; vicepresidente de la República, 1957.

Desde 1960 a 1962 ocupó la presidencia de la República, viéndose compelido a abandonar el país tras el acontecimiento ocurrido al 30 de mayo de 1961.

El Dr. Joaquín Balaguer Ricardo ocupó la presidencia en 1966, después de la guerra de Abril y de la segunda intervención norteamericana de 1965. Desde 1966 gobernó hasta 1978, en los llamados 12 años, el período de "los incontrolables", como él mismo lo llamaba. Después de perder las elecciones por el PRD, volvió al poder en 1986, permaneciendo hasta 1996. En cada período de presidente, Balaguer tuvo comportamientos, respuestas y resultados diferentes, producto de una adaptación psicosocial y política que supo manejar dada su inteligencia, habilidades y destrezas para desenvolverse de forma asertiva en diferentes circunstancias; cosa que explicaremos muy bien desde su cerebro, su carácter, su temperamento y su personalidad.

Para tener una carrera ascendente dentro de una dictadura por 31 largos años, había que tener condiciones excepcionales en su personalidad, pero también tener el conocimiento histórico, social y político de los procesos ocurridos desde la primera república hasta la posguerra fría; cosa que conocía muy bien el Dr. Balaguer, en parte porque era un estudioso de la historia, porque tomó participación activa en ella y porque se autodirigió como líder redefinidor para aprovechar el contexto.

Se podría argumentar que otros líderes y otras personalidades fueron actores principales en esos procesos políticos y sociales, durante la dictadura, en la oposición, en la participación directa en el ajusticiamiento del dictador Trujillo Molina o dirigiendo la revolución de Abril de 1965, para mencionar dos procesos donde participaron intelectuales, militares y profesionales de diferentes estratos sociales y formación política. ¿Por qué esos procesos no sirvieron para sacar, controlar o anular al Balaguer Ricardo que venía del trujillismo? ¿Qué incidió para que otros políticos y personalidades no aprovecharan esas nuevas coyunturas en las que Balaguer no tenía el control, pero sí terminó él manejando y aprovechando las circunstancias para su beneficio personal?

Desde los inicios de la República, los procesos revolucionarios los empiezan, los provocan o participan en ellos las personas que buscan transformar, desarrollar e independizarse de las colonias, de grupos, de caudillos o de clases sociales que controlen la economía, el Estado y las estructuras sociales. Los resultados, sin embargo, los aprovechan los conservadores, los que menos participación directa tuvieron en los roles asignados o delegados. Ocurrió en 1844, 1865, 1876, 1930 y, más recientemente, en 1961 y 1965; o sea, cada uno de estos períodos terminó siendo resultado de lo que he llamado la patología social dominicana: un proceso enfermizo del comportamiento y aprendizaje de la sociedad y de los grupos que participaron en las coyunturas políticas, en el que se mantienen o llegan los más enfermos o disfuncionales en términos de personalidad, y los más sanos en términos morales o de personalidad no llegan o no se mantienen en el poder. Los conservadores, con más frecuencia llegan e influyen, dado su comportamiento e inteligencia político-social.

¿Por qué los dominicanos conectamos, nos dejamos influenciar o terminamos por escoger a los presidentes más disfuncionales o con problemas en su personalidad en el pasado? Se diría por el atraso socioeconómico, político, social, educativo y por el legado o el aprendizaje de los conflictos de grupos que prefieren la validación del reconocimiento personal antes del bien común o bienestar colectivo.

Las divisiones, las traiciones, los asesinatos y repeticiones de los mismos comportamientos de nuestros actores políticos están dados más por los trastornos de personalidad, cosa que expliqué en mi primera psicopatobiografia: Trujillo Visto Por Un Psiquiatra, y en esta obra sobre Balaguer, así como en las posteriores que publicaré sobre los dictadores y presidentes de la República.

Para Joaquín Balaguer obtener resultados políticos tuvo que gerenciar adversidades que le favorecieron en su vida, pero también tuvo que administrar crisis, amenaza de golpe de Estado, confrontaciones paramilitares, conflictos con los propios militares que le servían en control y mantenimiento de sus gobiernos.

Balaguer sabía y entendía que para enfrentar a esas adversidades necesitaba poner en acción las habilidades y destrezas aprendidas con Trujillo Molina, además de su carácter y temperamento para enfrentar a cada circunstancia de forma asertiva y práctica, cosa en la que sus rasgos de personalidad le ayudaban.

Todos los presidentes civilistas, liberales y progresistas que imponían hacer lo correcto, lo democrático y las normas legales y constitucionales, terminaron renunciando, con golpes de Estado, exiliados o humillados.

Balaguer sostenía que se debía gobernar con "virilidad", sin dejarse tumbar, practicando "el dejar hacer y el dejar pasar" que tanto resultado le había dado el caudillo Buenaventura Báez.

Joaquín Balaguer estudió y escribió sobre Juan Pablo Duarte, sobre Pedro Santana, imitó y copió de Báez, de su familiar Ulises Heureaux (Lilís), de su padre y mentor espiritual Trujillo Molina. Aunque en la escritura y discurso validaba y reconocía a Don Ulises Francisco Espaillat, a Billini, a Meriño, a Juan Isidro Jimenes, a Rafael Estrella Ureña, en su práctica política y social, en su comportamiento, era un pragmático, clientelista, populista y conservador, que hacía lo que convenía para mantenerse en el poder.

Esos indicadores históricos, culturales y psicosociales descritos anteriormente, Balaguer los conocía y los utilizaba en la búsqueda de no repetir los errores de sus antecesores, sin debilidades, sin miedo y sin esperar los cuestionamientos históricos, simplemente, asumiendo cada período, respondiendo a cada circunstancia y adaptándose de forma flexible para obtener los resultados personales y políticos que se proponía.

En los capítulos sobre Balaguer y su liderazgo, explico cómo logró controlar, anular y desenfocar a sus adversarios, sus opositores y los cercanos que le confrontaron, tanto dentro como fuera de su partido.

Lo que he podido observar al analizar su comportamiento es la forma cínica, histriónica (manipuladora y teatrista) con que el propio Joaquín Balaguer creaba crisis o confrontaciones para ganar procesos, apaciguar huelgas, conflictos políticos, luchas de sectores y enemistades entre empresarios y militares, cosa que él mismo orquestaba para la estabilidad de sus gobiernos. A esto le he llamado los detonantes y adversidades, que gerenció de forma sabia y perversa, pero funcional y adaptativa, logrando alcanzar y mantenerse en el poder político.

Las oportunidades de conocer otras culturas y dictaduras como la de Franco en España, y países democráticos donde Balaguer por décadas socializó, no solo le ayudaron en lo intelectual, sino cultural y políticamente. Es decir, el pensamiento de Balaguer estaba por encima del desarrollo político y social del país, si bien era un pensamiento conservador. Pero también fue de los principales intelectuales, junto a otros que lograron y ayudaron a construir la "ideología trujillista".

Ese mundo de guerras, confrontaciones ideológicas, de inestabilidad y de apertura, Joaquín Balaguer lo vivió, lo conoció y

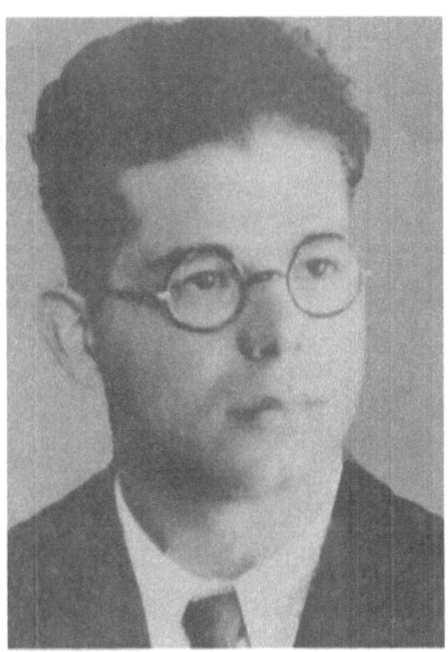

El joven Joaquín Balaguer Ricardo

participó en él, no como líder transformador, sino como un líder político autodirigido, redefinidor y conservador.

La cultura influye en el modelamiento emocional, el pensamiento, el carácter y el aprendizaje cultural a través de los hábitos, costumbres, valores y normativas sociales, que tienen mayor incidencia en las decisiones que el aprendizaje obtenido de la escuela o el que se logra con el conocimiento o la intelectualidad. El aprendizaje social y político se aprende interactuando a través de los grupos.

Los líderes liberales, con vocación democrática o humanista y con mayores logros intelectuales o profesionales de los siglos XIX y XX no pudieron influenciar, conquistar y, mucho menos, mantenerse en el poder político. Solo aquellos que lograron imponerse, controlar los grupos, negociar, ceder y dividir, terminaron alcanzándolo y manteniéndolo. A veces se describen como líderes fuertes, de espíritu y vocación autoritaria.

Ahora bien, no todos los líderes saben darle lectura adaptativa a las condicionantes socioeconómicas, históricas y políticas de una época determinada, como tampoco asumir el control, conectar o imponerse en un grupo. En un país, para dirigirlo y cambiar los resultados socioeconómicos, estructurales y psicosociales, o del comportamiento político sostenido por años o décadas, hay que ser un líder transformador.

Esas condiciones indispensables las tenía el Dr. Balaguer Ricardo. Supo interpretar, sintonizar y empatizar en cada circunstancia y en cada adversidad, para dirigirla, asumirla y obtener resultados políticos para los fines y propósitos que perseguía y mantenía, pero siempre, repito, como un líder redefinidor y conservador.

Diría que Balaguer no era un político de seguir ni construir utopías, paradigmas o ideales de espíritu trasformador. Era un conservador pragmático, populista y personalista que se adaptaba a las circunstancias, que aprendió desde temprano a manipular emocionalmente, a cambiar las reglas de juego o repetir lo que entendía que a los dictadores les había funcionado.

Por otro lado, Balaguer conocía y asimilaba muy bien los conflictos de los exogrupos o endogrupos de la sociedad dominicana, sabía cómo pensaba el campesino, las élites, la oligarquía, los militares, los religiosos, la clase media, los pobres y los trabajadores. Es decir, psicológicamente hablando, manejaba con una habilidad y destreza espantosa, pero simulaba, de forma fría, un espíritu piadoso, a veces delegando, dirigiendo, manipulando, dividiendo, y repartiendo a cada grupo en función de sus necesidades inmediatas y futuras.

El modelo conductual que aplicó el Dr. Balaguer era reforzar, reconocer y validar, pero también castigar, perseguir, controlar, anular e ignorar según le daba resultado para sus fines políticos.

El aprendizaje y la influencia que había obtenido en la dictadura trujillista le favoreció grandemente en su propósito de llegar y mantenerse en el poder. Le dio lectura y asimiló muy bien la forma de practicar la política, pudiendo adaptarse socioculturalmente a una sociedad pobre, de creencias mágico-religiosas, dividida y confrontada producto de la guerra de 1965, de la guerra fría, de las condiciones geopolíticas de un mundo bipolar en conflicto e inestable económicamente.

Joaquín Balaguer aplicó todas sus habilidades y destrezas, su carácter e inteligencia, para de forma asertiva fluir y lograr propósitos, bajo el modelo conservador, pero adaptativo y funcional, cosa que el resto de sus pares políticos no entendían y preferían confrontarse, dividirse y permitir que la derecha conservadora se impusiera.

La evolución democrática dominicana ha sido lenta y morbosa. Debido a la recurrencia y repetición de los mismos hechos y resultados en diferentes períodos y procesos políticos, conductas y comportamientos de siglo XIX y XX se repiten en el siglo XXI; o sea, la debilidad de las instituciones, de la sociedad civil, de los partidos y la falta del empoderamiento social, han dado como resultado un aprendizaje democrático poco demandante de nuevas normas y de nuevas reglas, pero también nuevas ideas, nuevos hábitos y nuevos resultados para que en el país no se incuben ni se desarrollen caudillos, líderes autocráticos, personalistas y propulsores de un Estado al servicio de élites, de personas, de las colonias, o que se presten para dictaduras de derecha o de izquierda y, mucho menos, populistas o clientelistas que improvisan y buscan hacer dinero y fortunas a través del Estado, cosa que personalmente no buscaba Balaguer Ricardo, aunque permitía la corrupción y las gratificaciones de los grupos políticos, empresariales y militares, siempre que les fueran leales y serviciales a sus propósitos políticos.

Capítulo IV

PERSONALIDAD DE JOAQUÍN BALAGUER RICARDO

"Yo no soy lo que me sucedió, yo soy lo que elegí ser"
Carl Jung

Como psiquiatra clínico y psicoterapeuta, he aprendido a través del método fenomenológico, psicodinámico, psicopatológico y sociocultural, a estudiar las respuestas emocionales, los comportamientos y resultados de vida de las personas desde una perspectiva integral, es decir, bio-psico-social, cultural y espiritual. Tal como afirmé anteriormente, si bien la familia, la educación y la sociedad, ayudan a formar el carácter, son las circunstancias, las experiencias, vivencias y socialización con otras personas las que ayudan en las respuestas emocionales, sentimientos, rasgos, patrones y comportamientos que, con los años, junto al temperamento, forman la personalidad.

¿Qué es la personalidad? Es la integración de los componentes biológicos (herencia) psicológicos (pensamiento, autoestima) sociales y culturales (los valores, la identidad) que van construyendo los comportamientos, estilos y resultados de vida que empiezan en la niñez y terminan en la adultez.

El primer contacto para el desarrollo de esa personalidad lo constituye la familia; el segundo, la escuela, y el tercero, la sociedad y los grupos organizados donde la persona socializa de manera directa e indirecta.

La personalidad es también un estilo de vida, un sello que nos hace diferentes a los demás por la forma de actuar, pensar, reaccionar y discernir en cada uno de los espacios donde actuamos.

Sin embargo, cada persona proyecta el personaje, que es la forma de sintonizar con las circunstancias donde nos encontramos, y aquí juega un papel importante la madurez del "yo" de la personalidad. Cuando una persona no controla o dirige el personaje, entonces da demostración de inmadurez, inestabilidad, de poca consistencia y de pobre adaptación psicosocial. Es decir, el "yo", la personalidad, dirige al personaje, las respuestas, y las adapta a cada circunstancia de forma asertiva e inteligente para valorar las consecuencias, los riesgos y los resultados de vida, para que sean alcanzables y perdurables en el tiempo.

Se ha dicho que "cada ser humano es único e irrepetible". Aun siendo hermanos, amigos, parejas e hijos, cada quien reacciona, contextualiza y percibe los acontecimientos vitales de forma distinta y construye una respuesta o huella somática diferente en su cerebro; de ahí que cada quien se desarrolla a través de sus propias vivencias, sus frustraciones, sus traumas y sus aciertos, o sea, cada quien tiene su propia forma de reaccionar en determinada circunstancia.

La otra parte de la personalidad, también física, lo constituyen el timbre de voz, los gestos, las posturas, las diferentes formas con que nos comunicamos a través del lenguaje extraverbal. Quien no sabe armonizar cara, cuerpo, voz, gestos, se pierde de una buena y efectiva comunicación, que es la parte fundamental en la personalidad en un líder, en un orador o en un político. Indudablemente, a Joaquín Balaguer en eso lo ayudaban sus rasgos de personalidad, su inteligencia, sus habilidades y destrezas para sintonizar o confrontar cada adversidad de las muchas en las que tuvo que pendular para mantenerse con equilibrio o lograr el poder político. También, los que le adversaron y terminaron siguiéndole, así como los cercanos y lejanos que no entendían el comportamiento de Balaguer, su temperamento, su carácter, sus rasgos y su compleja personalidad, a quienes logró confundir y utilizar para obtener sus propósitos.

El temperamento de Balaguer

El temperamento es la parte heredada de nuestros abuelos y padres. Se aloja en los genes, en la raíz neurológica, y permanece con nosotros hasta nuestra muerte, constituyendo la manera de ser. Desde la niñez, aproximadamente desde los seis meses hasta alcanzar los seis años, se deja sentir nuestro temperamento. A Joaquín Balaguer lo describen su madre y amigos desde pequeño hasta la adolescencia como tímido, callado, tranquilo, apartado, introvertido.

Según Hipócrates, el temperamento se divide en cuatro categorías básicas: sanguíneo, colérico, melancólico y flemático.

El sanguíneo: es una persona cálida, vivaz, alegre, muy empático y a la vez muy expresivo, franco y con tendencia a las impresiones extremas. Su buen ánimo y las energías que le acompañan le hacen ser excelente anfitrión o predicador, orador de masas o emprendedor de tareas y metas, de visión y misión utópicas, pero con tendencia a lograrlas.

Los sanguíneos son muy gregarios, ruidosos, afables, bullosos. La trampa de los sanguíneos es su inflexibilidad, la rapidez en sus pensamientos y en sus actitudes.

El colérico: es de un temperamento ardiente, activo, ágil, de fuerte voluntad y con independencia en sus actuaciones. Vive lleno de metas, proyectos, planes, a los cuales se lanza a la conquista, ya sea por aventura o por riesgo. Es muy práctico, aunque tiene tendencia hacia la hostilidad y al enojo. Es emocionalmente muy contaminante y afectivo, pero es terco y no da su brazo a torcer.

Temperamento melancólico: son personas muy inteligentes, creativas, trabajadoras e imaginativas, con una tendencia hacia las artes, la pintura y las letras. Además, les gustan las corrientes humanistas o pacifistas, por lo que huyen de los conflictos, de las críticas y de los comportamientos violentos.

Los melancólicos son amorosos, sensibles, fieles, solidarios, pero muy determinantes con sus espacios, por lo que son egocéntricos, solitarios, introvertidos, susceptibles y a la vez perfeccionistas.

Una de las trampas es que pueden tornarse negativos o depresivos por su alta susceptibilidad frente a ser cuestionados. Sin embargo, su talento y su disciplina les hacen ser personas de reconocimiento social.

El flemático: según Hipócrates, son personas de temperamento tranquilo, sereno, equilibrado en cualquier circunstancia. Difícilmente reaccionan de forma colérica o explosiva, por lo que son totalmente pasivos, conciliadores, de tendencia a la disciplina y al trabajo, con capacidad de liderazgo, pero lucen siempre como si no les interesara.

Emocionalmente son fríos, distantes y poco afectivos. En sus relaciones aman, pero no son ardientes ni expresivos ni demandan pasiones, más bien participan, pero otro tiene que ponerles el volumen.

En la vida, los flemáticos suelen ser lentos, poco demandantes, diría que realizan su trabajo, lo hacen bien y pueden llegar a lograr sus propósitos, pero no asumen grandes desafíos ni comportamientos transcendentes; más bien, son las circunstancias las que les van guiando, dejando que otros tomen las iniciativas. Esto, según describe el Dr. Tim LaHaye, en su libro Manual Del Temperamento.

Como pueden observar y reflexionar, Joaquín Balaguer tenía una mezcla de varios temperamentos: desde el sanguíneo, con la tendencia del trabajo, el emprendurismo, la energía y empatía; pero a la vez poseía algo de melancólico, inteligente, creativo, pacífico, tranquilo, con tendencia a la lectura, la poesía y la escritura; por su egocentrismo, solitario y con susceptibilidad a sentirse cuestionado. Pero el temperamento más sobresaliente en él fue el flemático. Balaguer desde pequeño, adolescente y adulto fue tranquilo, sereno, equilibrado en cualquier circunstancia, en momentos difíciles que le toca lidiar en su vida y durante su carrera política, el temperamento flemático y el melancólico, junto al sanguíneo, le ayudaron a contrarrestar sus adversidades. Ejemplos de esto fueron su permanencia a lo largo de 30 años de dictadura trujillista, así como su participación en los hechos posteriores al tiranicidio contra Trujillo Molina: organizar la transición de 1961, los conflictos con la familia Trujillo Molina, la presión internacional y local, eliminar el Partido Dominicano, competir y participar en los procesos democráticos o confrontar y ganar unas elecciones después de 1965; o las crisis económicas de los años 80 y 90, la salida del poder en 1978, volver en 1986, las crisis electorales del 1990 y 1994, etc. En los diferentes espacios y circunstancias su temperamento le ayudaba en adaptarse y fluir en cada adversidad.

Joaquín Balaguer era un flemático de pies a cabeza, un ser humano emocionalmente frío, calculador, distante, poco afectivo; podía amar, pero no entregarse ni apasionarse. Los flemáticos persiguen y buscan lo que aman, pero son las circunstancias las que les van ayudando, dejando que otros u otras tomen las iniciativas y ellos las manejan, se montan o se adaptan a ellas. Balaguer llega al poder cinco veces como presidente sin armar un conflicto, tirar un tiro o provocar un proceso que facilitara las condiciones para su ascenso al mismo. Se cuenta que Juan Bosch le escribió o le dijo estando en Cuba que se unieran para tumbar a Trujillo del poder, a lo que Balaguer le contesto: "el mejor mango se lo come el que espera que gotee de la mata". Así, esperó que otros eliminaran al dictador, pero, como políticamente no supieron qué hacer después, allí estaba Balaguer, que manejó las circunstancias, los conflictos con la familia de Trujillo, los militares y los civiles.

Lo mismo hizo en 1965, después de la revolución, a la que los liberales y demócratas no pudieron organizar y sacarle provecho político, dados los conflictos internos. Los norteamericanos y la oligarquía conservadora, los militares y religiosos vieron a un Balaguer pacifista, representativo de los poderes extranjeros y garantista del poder de las élites y la oligarquía, por lo que recibió de ellos el apoyo político. Esa permanencia pos Trujillo y las crisis electorales, política y económica, así como la renuncia de los jefes militares, estando en el poder como presidente, fueron circunstancias manejadas por Balaguer para mantenerse en el poder. Pero antes, para el 1961, después de la expulsión de la presidencia junto a Rodríguez Echavarría, tuvo que refugiarse en la Nunciatura Apostólica, vecina a su casa, para volver a los planes de la búsqueda del poder en 1966. Todas estas circunstancias, sumadas a la combinación de un poco colérico, flemático y actitud perseverante, le ayudaron en el logro de sus propósitos políticos.

Refiere don Virgilio Álvarez Pina, quien trabajó con el dictador Trujillo Molina y con Joaquín Balaguer: "Balaguer siempre demostró un valor espartano frente a todas las situaciones que se le presentaban"; "el astuto presidente Balaguer, taciturno y frío, contemplaba los acontecimientos, seguro de que le sacaría mayor provecho a la tumultuosa situación" en los conflictos con Ramfis Trujillo después del magnicidio del padre de este.

Es posible establecer similitudes entre Balaguer y Buenaventura Báez, otro caudillo que, al igual que él, llegó a ser presidente por más de cinco veces, y quien, a decir de la historiadora Mu-Kien A. Sang, era enigmático, solitario y solterón. Los temperamentos de ambos gobernantes, como puede notarse, eran parecidos.

No es como pensaban muchos dominicanos, que Balaguer se pasó tres décadas al lado de Trujillo y después siendo presidente, calculando, manipulando o jugando al cinismo y al tiempo como estrategia y táctica. Sencillamente, lo que predominó y le ayudó fue su temperamento flemático, colérico y melancólico, junto a su carácter y a su inteligencia; cosa que explicaremos en detalle más adelante.

El carácter de Joaquín Balaguer

El carácter es adquirido, socializado, se va construyendo a través de las vivencias, de los traumas, de las diferentes reacciones con las que interactuamos en el día a día. El carácter es una de las partes no físicas de la personalidad que recibe las influencias psicosociales y culturales a través del "yo" de la personalidad.

La crianza, la presencia del padre, el modelo familiar y el contexto sociocultural y político donde uno se desarrolle como ser social influyen en el carácter. Sin embargo, este puede moldearse, educarse, hacerlo adaptativo y funcional, para tener respuestas asertivas, manejables y armonizadas. Existen personas de carácter difícil, otros pusilánimes, o los hay con poco carácter; pero también los hay de mal carácter y de mal temperamento, que es una combinación explosiva y disfuncional en la personalidad.

Las personas de carácter difícil, o de reacciones coléricas explosivas, son los de tendencia a la violencia y a la pérdida de control de los impulsos.

Joaquín Balaguer tenía carácter, pero sabía administrarlo; daba el manotazo en el momento oportuno, sabía qué decir, cuándo decirlo, dónde decirlo, cómo decirlo, a quién decirlo y para qué decirlo. Ese carácter que adquirió al lado de su jefe, su padre espiritual Rafael Leónidas Trujillo Molina, fue lo que más ayudó a Balaguer en el manejo de los grupos, los conflictos y las sociedades como la nuestra de esa época: pobre, poco desarrollada, sin clase dominante, de herencia de caudillos y luchas de grupos y fragmentada políticamente.

Existen varios ejemplos del carácter de Joaquín Balaguer en las tres ocasiones en que mantuvo, contradijo o confrontó al jefe Trujillo Molina: la primera, en 1932, cuando este lo nombra como secretario de la Delegación Dominicana en Madrid,

España. Balaguer escribe a Ramón Emilio Jiménez, entonces secretario de Estado de la Presidencia, una carta que reproduzco a continuación:

Estimado Don Ramón:

Siento haber tenido que molestar al presidente a causa de un hecho para mí doloroso que no podía estar dentro de mis provisiones. Él me había autorizado a ir a Puerto Rico para que a mi regreso le diera contestación definitiva. Antes del martes no podía realizar dicho viaje, por lo que renuncio al cargo de secretario de la Delegación Dominicana en Madrid. (1)

Pero el testimonio que más habla del carácter de Balaguer fue la confrontación que se produjo a raíz de la publicación del libro Trujillo y su Obra, donde resaltaba a Rafael Estrella Ureña como orador y expresaba su admiración hacia él, a pesar de que este era enemigo político de Trujillo. Al llegar la noticia al dictador Trujillo Molina y otros funcionarios, Balaguer admitió que escribió el libro y explicó que era amigo y admirador de Estrella Ureña, con quien trabajó en el mismo bufete de abogados, asumió su responsabilidad y se excusó con el jefe.

Otra ocasión en que Balaguer dio demostración de su carácter fue cuando, en 1955, lo acusaron de corrupción en el Foro Público, cosa que se hacía desde el palacio en la dictadura trujillista para desacreditar o denigrar a personas, familias, enemigos y amigos a los que se quería hacer caer en desgracia con El Jefe. En el periódico El Caribe, el Foro Público acusaba a Balaguer de beneficiarse del 10% por la construcción del edificio de la Secretaría de Educación. Balaguer escribió una carta y visitó el periódico, emplazó a su director contestando "le debo todo lo que soy al jefe, menos el honor", renunció del gabinete y se retiró a su casa. Esa misma noche Trujillo fue a visitarlo a su casa en la Máximo Gómez #25, para solicitarle que reconsiderara su actitud, ofreciéndole una disculpa personal.

Ese carácter de Balaguer aumentó su credibilidad y respeto en la sociedad, frente a los funcionarios y frente al jefe Trujillo Molina, pero más adelante explicaré el porqué de la relación complementada Trujillo-Balaguer.

Joaquín Balaguer era un hombre de carácter, con temple e inspiraba respeto; hablaba claro, daba órdenes y cuando algo se salía de su control, le daba seguimiento y tomaba decisiones. Sin carácter no era posible que Balaguer llegara o se mantuviera en el poder.

Fue su carácter el que hizo que, siendo adolescente, confrontara al padre para realizar la actividad que prefería y no el comercio, se integrara al movimiento febrerista y a la política partidista desde 1930.

El carácter es determinante para una persona poner límites, decir que no, confrontar o retirarse de una posición o asumir un desacuerdo.

El hombre tímido, inofensivo, flexible y de sensación de fragilidad, tenía un carácter muy definido, pero sabía manejarlo emocionalmente. Con el tiempo, fue construyendo su propio espacio, se ganó el respeto infligiendo miedo y distancia en algunos, dejando claro que no toleraba humillaciones, ni desconsideraciones, ni que dudaran de su honor, su honradez, ni la de su familia.

En los estudios de la personalidad es mejor tener un carácter que parezca difícil a no tener carácter y que las personas o grupos jueguen, impongan o hagan con su persona lo que les apetezca.

Rasgos de personalidad de Joaquín Balaguer

Los rasgos son los que nos permiten, sin necesidad de ser psiquiatras ni psicólogos, identificar patrones de conducta y formas de reaccionar y, con el tiempo, saber con qué tipo de persona socializamos. Por definición, los rasgos son patrones sostenibles, duraderos y estables que se convierten en formas de reaccionar en diferentes circunstancias de forma adaptada, caracterizando a una persona y diferenciándola de las demás.

Esa forma de comportarnos de la misma manera en situaciones diferentes nos va tipificando tal cual somos, y va sellando nuestra personalidad. Es decir, los rasgos son patrones de conducta que se dan en un amplio espectro de diferentes contextos sociales y personales. Solamente cuando estos rasgos son inflexibles, rígidos, mal adaptados y causan inconvenientes para las personas funcionar o armonizar de manera sana, entonces, se habla del trastorno de la personalidad. (1)

Cada quien posee diferentes matices, nos acompañan distintos rasgos en una misma persona; sin embargo, algunos rasgos van a sobresalir más que otros, para determinar la topografía de la personalidad.

Huelga decir que los rasgos son una predisposición a reaccionar de manera concreta, y si se reacciona de manera ajustada no produce ninguna disfuncionalidad; es decir, los rasgos y las emociones se pueden educar y adaptarse para mantener el equilibrio en todas las áreas de la vida.

Válido es decir que se puede tener rasgos histriónicos, narcisistas, obsesivos, paranoides, esquizoides, evitativos, etc. sin ser disfuncional, debido a que estas personas funcionan de manera armónica consigo mismas y con los demás, con sus rasgos, sin que estos les afecten en su vida diaria.

Por ejemplo, existen personas que tienen rasgos obsesivos, con tendencias a la limpieza, al orden, a la planificación, a los detalles o a la puntualidad. Estos rasgos contribuyen con su éxito personal, pero si no los controlan, y estos dirigen la personalidad, entonces sí se llega a un trastorno, en este caso, el obsesivo compulsivo.

Recordemos que al Joaquín Balaguer adolescente lo describían desde su familia (madre) y amigos como un individuo callado, tímido, tranquilo, amigo de la soledad, de andar limpio y organizado. Desde ese etapa de su vida anduvo con saco y corbata y zapatos bien limpios; no le gustaba ni el baile, ni el ron, ni estar públicamente con mujeres. Es decir, ya se describían algunos de sus rasgos y temperamento que, junto al carácter, formaron su personalidad.

Rasgos histriónicos de Joaquín Balaguer

Es poco probable que exista un político con dotes de orador que no tenga rasgos histriónicos. Las personas con estos rasgos saben cuándo llamar la atención, manipular, chantajear, hacer teatralidad o dramatismo para lograr un propósito. Durante la dilatada carrera política de Balaguer, y como gobernante, dio demostración de su histrionismo cuando quería ser el centro de atención, ser noticia, dar de qué hablar o mandar un mensaje.

Una prueba de las tantas ocasiones en que puso en práctica el histrionismo, montó un espectáculo digno de recordación y jugó con los sentimientos cristianos de la mayoría de dominicanos, fue cuando en 1974, faltando unos cuantos días para las elecciones, se accidentó el helicóptero en que regresaba de Puerto Plata, después de participar en una actividad de masas. Sale ileso del mismo y, a cinco horas de haberse producido el accidente, aparece en la televisión despeinado y con la vestimenta rasgada (a pesar de haber pasado por la casa y con tiempo suficiente para cambiarse la ropa y asearse), con cara compungida y dándose golpes en el pecho, exaltando las facultades milagrosas de la virgen de la Altagracia y declarándose devoto de ella, lo interpreta como una señal de divinidad para seguir frente de los destinos del país. (13)

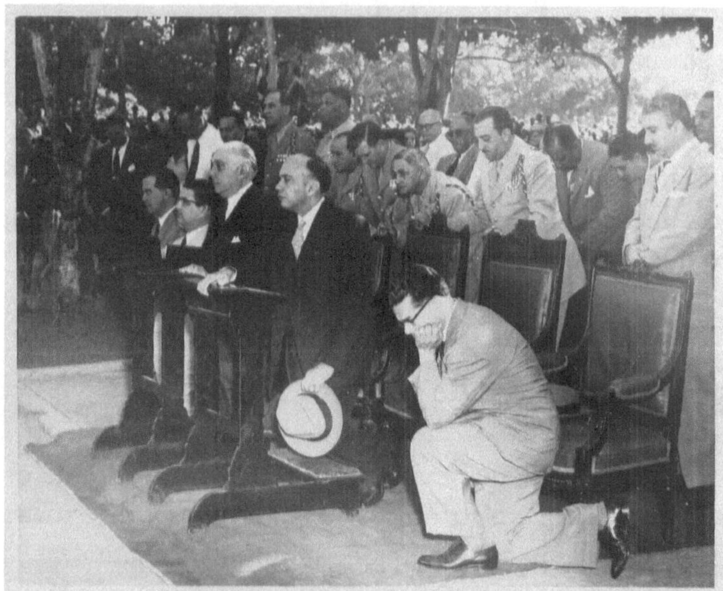

El dictador Rafael Leónidas Trujillo, el hermano Héctor Bienvenido
Trujillo y el Dr. Joaquín Balaguer de rodillas en la Iglesia

Pero ese mismo Joaquín Balaguer tenía en su casa, a decir de
Pedro Gil Iturbides, dos medallas religiosas en su mesa de noche,
al lado de su cama, una de la virgen de la Altagracia y otra del
Sagrado Corazón de Jesús, y que habiéndose percatado de esas
presencias devocionales en un hombre invidente que se había declarado escéptico, solo para retar su silencio al respecto, le dijo
que se las iba a llevar, porque a diferencia de él, él si creía, y entonces Balaguer, más rápido que de costumbre, le dijo "que dejara
eso ahí en su sitio" y cuando Pedro le insistió, diciéndole "pero si
usted no cree ¿para qué lo quiere? el doctor le dijo, lapidario, de
inmediato, "qué sabe usted," "déjeme eso ahí". También Joaquín
Balaguer era devoto de San Gregorio Hernández, el famoso médico venezolano que dedicó su vida a los pobres (14).

Además, se manejaba bien con la religiosidad popular de
creer en la virgen, pero aceptaba curanderos y brujos para que le

limpien el camino. El hombre culto que practicaba la religiosidad popular como todo supersticioso, recibía a "Mamá Bona", la curandera y santera de Pedro Corto, San Juan de la Maguana, pero también recibía los encargos y trabajos espirituales de "Luciana de Barahona para que le leyera el futuro". (15)

Ese Balaguer al que a veces no entendían, manipulaba y se victimizaba cuando quería lograr algún propósito, como el día en que, frente a los canales de televisión, con el general Wessin y Wessin sentado sin saber nada de lo que haría Balaguer, en un medio público hablándole al país, este dijo: "ahí está el conspirador impenitente" de forma humillante, creando un circo, con el objetivo de mandar un mensaje a los militares. Así en cada ocasión aparecía haciéndose la víctima cuando le convenía para controlar las circunstancias con frases del tipo "son fuerzas incontrolables", refiriéndose a los asesinatos, persecuciones, control y terror de la Banda Colorá que el capitán Núñez y Ramón Pérez Martínez, alias Macorís, dirigían. O, cuando refiriéndose a los ricos del país en medio de la crisis, dijo: "son insaciables", o cuando en 1990 y 1994, debido a la crisis económica, de los combustibles y la comida, la población estaba en huelga permanente, y el presidente Balaguer dice: "yo estoy totalmente de acuerdo con esa huelga, y es más, si no fuera porque soy presidente, participaría en ella activamente, pero siempre y en todo caso, pacíficamente". (15)

En diferentes épocas y escenarios Joaquín Balaguer usaba sus habilidades histriónicas, sabía simular que no le interesaba el poder o decir que no volvía, dejar que el partido reformista y los candidatos se activaran, realizaran asambleas, para luego el mismo Balaguer un día de los menos esperados decir: "soy lo que diga el destino", "siempre me he sacrificado por el país". Esos rasgos histriónicos los usó de forma espectacular como buen orador y conocedor de la psicología del dominicano, de la religiosidad popular, de los miedos y trampas de nuestra cultura. En cada circunstancia salía con la frase, el rostro, las manos y la voz que envolvía a las personas; expresiones como "a paso de vencedores", "vuelve y vuelve", "el gobierno que soñé de niño", "se hizo pupú fuera del cajón", "si tocas esa tecla te hundes, te hundes", "el camino malo está cerrado, cerrado para siempre", "quien les habla no tiene compromiso con nadie" o "la corrupción se detiene en la puerta de mi despacho"… Cada escenario, cada circunstancia, la aprovechaba para dejar constancia de lo que quería. Hasta su silencio, su soledad, su aislamiento prolongado eran visos de que algo pasaba. ¿Con qué venía el doctor? Lograba llamar la atención, ser el centro de la noticia. Eran sus rasgos histriónicos, evitativos y un poco esquizoides funcionando, pero la gente, ni cercanos ni de la oposición, lograba entender su compleja personalidad.

Esa forma muy particular de decir las cosas y manejar el escenario, ser el histrión, lograr la atención y crear el circo, lo manejaba a la perfección el presidente Balaguer: "no lloren como mujeres lo que no supieron defender como hombres", les decía a los reformistas cuando perdieron las elecciones del 1978, parafraseando la vieja frase atribuida a la madre del último rey moro de Granada. Balaguer logró, a su forma, parar al jefe Trujillo Molina cuando éste, el dictador, le preguntó si quería ser presidente. Balaguer le respondía de forma tranquila y suave "jefe, ponga a alguien de los suyos, a un familiar, Héctor Bienvenido podría ser", así quitaba la sospecha de que le interesaba la presidencia y el poder, así manejaba el ego del dictador.

Sin embargo, alguien que conocía y olfateaba los verdaderos motivos de Balaguer al lado del dictador era el psicópata Johnny Abbes, quien decía al jefe: "ese hombre no es de nosotros, no es de fiar", refiriéndose a Balaguer. Trujillo lo mandaba a investigar con Abbes, quien buscaba, investigaba, pero no encontraba nada que lo incriminara. Se cuenta que un día en el palacio, el jefe se molestó, mandó a buscar a Balaguer y le dijo: "todos aquí quieren algo, buscan algo, ¿usted qué quiere?" "no fuma, no bebe, no da braguetazo, no tiene dinero, ¿qué busca?". Balaguer se torna manso, tranquilo, pausado y, en apariencia, totalmente indefenso; le contesta al jefe "mi único deseo es servirle a usted, trabajar con usted, hasta que usted así lo desee", "esa es mi única intención". Se cuenta que Trujillo se fue tranquilo; el histrión de Balaguer había desconcertado con su respuesta y manejo emocional al dictador y jefe; así lo contó a mi persona el Dr. A. Font Bernard y lo recoge Mario Vargas Llosa en la Fiesta del Chivo, su novela.

Joaquín Balaguer, como buen orador, sabía crear el suspenso, conquistar la atención y lograr con la palabra y lenguaje extraverbal lo que él deseaba comunicar, esconder o disimular, algo que deben tener y tuvieron los líderes transcendentes de la historia y la humanidad.

Tabla 14-8. Criterios DSM-IV-TR para el diagnóstico del trastorno histriónico de la personalidad

Un patrón general de excesiva emotividad y una búsqueda de atención, que empieza al principio de la edad adulta y que se da en diversos contextos, como lo indican cinco (o más) de los siguientes puntos:

(1) No se siente cómodo en situaciones en las que no es el centro de atención

(2) La interacción con los demás suele estar caracterizada por un comportamiento sexualmente seductor o provocador

(3) Muestra una expresión emocional superficial y rápidamente cambiante

(4) Utiliza permanentemente el aspecto físico para llamar la atención sobre sí mismo

(5) Tiene una forma de hablar excesivamente subjetiva y carente de matices

(6) Muestra autodramatización, teatralidad y exagerada expresión emocional

(7) Es sugestionable, por ejemplo, fácilmente influenciable por los demás o por las circunstancias

(8) Considera sus relaciones más íntimas de lo que son en realidad

Fuente: Fundamentos de Psiquiatría Clínica. Robert E. Hales. Stuart C. Yudofsky. Segunda Edición. Editora Masson S.A. Barcelona, España. 2005. Pág. 615

Rasgos evitativos de Joaquín Balaguer

Las personas con rasgos evitativos siempre dan señales de su falta de interés por las actividades sociales, grupales, interpersonales, que conlleven comprometerse, vincularse o apegarse demasiado. Esa actitud la manifiestan por el temor al rechazo, el miedo a la vergüenza, o sobreexigirse mucho en términos de demanda de tiempo, afecto y compromiso.

Cuando las personas evitativas sienten estas demandas, o infieren en sus pensamientos que pueden comprometerse en algo, sencillamente se retiran, ponen distancia, se desapegan o presentan excusas.

Víctor Gómez Bergés se refiere a Balaguer diciendo: "fue siempre un hombre impredecible y extraño, además era inmensamente tímido y discreto. Recuerdo que iba a bañarse al río Yaque "Balaguer era el único que no se bañaba, sino que se quedaba a orillas del río, un poco alejado de sus compañeros, leyendo sobre una piedra o practicando oratoria" refieren sus amigos. (1)

Manuel del Cabral manifestó de Balaguer que sostuvieron una amistad que lo vinculaba a la literatura, pero nunca de entera intimidad. Balaguer era un eterno solitario que, con esta dualidad (amistad-distanciamiento a la vez). Otro rasgo, y, por el contrario, parco, fino y tratable, añádasele el de sumamente reservado. (2)

Siendo Joaquín Balaguer adulto, profesor de la cátedra de Derecho Civil, Gómez Bergés dice: "siguiendo la descripción de esa extraña personalidad, algo que llamó la atención de los estudiantes y que marcó su vida con un signo imborrable fue la constancia en su manera de ser, siempre llegaba a la universidad a la hora justa de iniciar la cátedra y su entrada era distinta a los demás profesores de la facultad: lo hacía por la puerta trasera del edificio Dr. Defilló: ningún estudiante intentaba ni siquiera detenerle en el trayecto ni para saludarle, al terminar la clase se iba en su carro Chevrolet negro modelo 1958".

Durante los 30 años trabajando bajo la dictadura de Rafael Leónidas Trujillo Molina, Joaquín Balaguer no participaba en fiestas, encuentros, bodas, cumpleaños ni bautizos de ministros ni amigos. En el palacio no se le veía en pasillos o hablando en oficina, ni compartiendo. Siempre estaba en su oficina, solo asistía a donde lo mandaran a buscar. Pero tampoco siendo joven en Santiago ni en Santo Domingo iba a clubes nocturnos o fiestas en grupos.

La madre refiere que nunca bailó, ni tomó alcohol, desde joven Balaguer fue apático, no acudió como lo hacían los amigos a bailar y beber alcohol al centro de Recreo y el Club Santiago. El joven Balaguer evadía las aglomeraciones, los grupos, más bien era solitario, tímido e introvertido (3).

En el Manual Diagnóstico y Estadístico De Los Trastornos Mentales (DSM-5) 5ta edición, págs. 765 y 766, explica sobre la personalidad evitativa: "las características típicas del trastorno de la personalidad evitativa son la ilusión de situaciones sociales y la inhibición en las relaciones interpersonales asociada a sentimiento de ineptitud e incapacidad, una preocupación ansiosa por la evaluación negativa y el rechazo, y el temor a la burla o la vergüenza".

Joaquín Balaguer no tenía el trastorno evitativo per se, solamente algunos rasgos muy predominantes, como distanciamiento (un aspecto del desapego) resistencia a participar en situaciones sociales, de tal manera que evitaba los contactos y actividades sociales.

Otro aspecto es una especie de anhedonia, un aspecto del desapego que consiste en falta de disfrute, de participación o de energía para las experiencias vitales; déficit en la capacidad de sentir placer o interesarse por las cosas.

Evitación de la intimidad (un aspecto de desapego): evita las relaciones interpersonales íntimas o románticas, el apego interpersonal, y las relaciones sexuales íntimas.

Joaquín Balaguer nunca se casó, no estableció relaciones sexuales en las que se involucrara con apego, vínculo, sentido de pertenencia o entrega; más bien, tenía desahogos sexuales, sin ningún tipo de compromiso. Además, como se ha dicho en otros apartados, desde pequeño, como adolescente y como adulto nunca fue una persona dada a participar en encuentros, actividades o a establecer relaciones vinculares; siempre mantenía su distancia y evitaba relaciones íntimas. Estos son rasgos evitativos en su personalidad que se expresaron y formaron parte de su vida hasta el día de su muerte, algo que las personas no lograron entender al intentar descifrar el porqué de su comportamiento.

Tabla 14-10. Criterios DSM-IV-R para el diagnóstico del trastorno de la personalidad por evitación

Un patrón general de inhibición social, sentimientos de inferioridad e hipersensibilidad a la evaluación negativa, que comienzan al principio de la edad adulta y se dan en diversos contextos, como lo indican cuatro (o más) de los siguientes puntos:

(1) Evita trabajos o actividades que impliquen un contacto interpersonal importante, debido al miedo que tienen a las críticas, la desaprobación o el rechazo

(2) Es reacio a implicarse con la gente si no está seguro de que va a agradar

(3) Demuestra represión en las relaciones íntimas debido al miedo a ser avergonzado o ridiculizado

(4) Está preocupado por la posibilidad de ser criticado o rechazado en las situaciones sociales

(5) Está inhibido en las situaciones interpersonales nuevas a causa de sentimientos de inferioridad

(6) Se ve a sí mismo socialmente inepto, personalmente poco interesante o inferior a los demás

(7) Es extremadamente reacio a correr riesgos personales o a implicarse en nuevas actividades debido a que puedan ser comprometedoras

Fuente: Fundamentos de Psiquiatría Clínica. Robert E. Hales. Stuart C. Yudofsky Segunda Edición. Editora Masson, S.A. Barcelona, España, año 2005. Pág. 618

Rasgos esquizoides de personalidad en Joaquín Balaguer

En el comportamiento de las personas con rasgos esquizoides predominan patrones de soledad, son introvertidos, distantes, fríos, reservados, callados, con tendencia al aislamiento; viven refugiados en su entorno familiar, como forma de evitar verse expuestos o demandados en términos sociales o de compromisos afectivos. Desde niños son descritos como tímidos, inseguros y huidizos por su pobre socialización.

Cuando se tiene el trastorno de personalidad per se, los esquizoides son totalmente disfuncionales, no pueden trabajar, lograr éxitos en la vida, ni resultados psicosociales positivos. Joaquín Balaguer Ricardo tenía algunos rasgos solamente, que se pueden identificar en su personalidad, por ejemplo, Balaguer no expresaba sentimientos personales, hablaba poco, su habla era de tono bajo y curso lento, de poco lenguaje extraverbal, y de sonrisa administrada, no salía a actividades sociales ni grupales, de muy pocos amigos. No le gustaba exponerse, frecuentaba pocos lugares públicos (cine, teatro, plazas comerciales, restaurantes etc.), solamente participaba de forma grupal o social en política, en mítines, caravanas, encuentros y reuniones para un fin político; de lo contrario permanecía en su casa, con su madre y hermanas, o leyendo y escribiendo.

Algunos mecanismos de defensa de forma inconsciente para justificar su comportamiento eran la evitación, el racionamiento, la justificación o la negación, con tal de no exponerse, luciendo ansioso cuando se le cuestionaba de su soltería, "el no tener hijos", o de no participar en la vida social.

Las personas con estos rasgos realmente son impenetrables, de poca empatía y crean muy pocas circunstancias para darse a conocer. Repito, en su forma de ser, son introvertidos, predecibles, suelen aislarse dentro de su entorno; pueden ser creativos, pero no les gustan las sorpresas. Joaquín Balaguer no presentaba ningún trastorno de la personalidad, más bien eran rasgos con diferentes características: rasgos obsesivos, rasgos histriónicos, rasgos evitativos y rasgos esquizoides, que, como hemos dicho antes, junto a su temperamento y carácter, a su inteligencia y talento, formaron su personalidad.

La personalidad es dinámica y puede cambiar con los diferentes procesos, adversidades y circunstancias de la vida, ya sea de forma negativa o positiva, pero los rasgos siempre dejan constancia del personaje. Eso que observamos desde fuera es la conducta de las personas, pero es a través de su comportamiento y resultado de vida que realmente sabemos cómo son.

Esos rasgos evitativos y esquizoides fueron los que llevaron a Balaguer a no establecer relaciones amorosas duraderas, o no decidir casarse o comprometerse, la vez que lo hizo, la novia tuvo que tomar la decisión de dejarlo después de años de amores, debido a que él no se decidía a casarse.

Diríamos que Balaguer se acercaba a las mujeres, les declaraba afecto medible o interés, pero no pedía mantenerlo por mucho tiempo.

Sus propios refugios eran forma de evitación de contacto que le daban seguridad, armonía o control de él mismo como persona; a su introversión, timidez, frialdad y apatía por los demás y por las actividades gregarias, emocionalmente hablando, Balaguer no las asumía ni le daba importancia.

Tabla 14-3. Criterios DSM-IV-TR para el diagnóstico del trastorno esquizoide de la personalidad

A. Un patrón general de distanciamiento de las relaciones y de restricción de la expresión emocional en el plano interpersonal, que comienza al principio de la edad adulta y se da en diversos contextos, como lo indican cuatro (o más) de los siguientes puntos:

(1) Ni desea ni disfruta de las relaciones personales, incluido el formar parte de una familia

(2) Escoge casi siempre actividades solitarias (3) Tiene escaso o ningún interés en tener experiencias sexuales con otra persona

(4) Disfruta con pocas o ninguna actividad (5) No tiene amigos íntimos ni personas de confianza, aparte de los familiares de primer grado

(6) Se muestra indiferente a los halagos o las críticas de los demás

(7) Muestra frialdad emocional, Distanciamiento o aplanamiento de la afectividad

B. Estas características no aparecen exclusivamente en el transcurso de una esquizofrenia, un trastorno del estado de ánimo con síntomas psicóticos u otro trastorno o de un trastorno generalizado del desarrollo, y no son debidas a los efectos fisiológicos directos de una enfermedad médica

Fundamentos de Psiquiatría Clínica. Robert E. Hales. Stuart C. Yudofsky Segunda Edición. Editora Masson, S.A. Barcelona, España, año 2005. Pág. 609

Rasgos obsesivos de Balaguer

El rasgo que más le ayudó a Balaguer a lograr sus propósitos y tener éxito en la vida fue el rasgo obsesivo; desde pequeño y durante su desarrollo y vida adulta lo caracterizó: "ese muchacho, desde que era un muchachito no se quita el saco ni la corbata ni siquiera para comer", refiere la madre. Además, se cuenta que, en 1966, un periodista, Juan de Dios Mauricio, le sugería a Balaguer que saliera por las calles en camisa y en guayabera, tal y como lo estaban haciendo los demás candidatos. La respuesta del chofer Saturnino Ramírez, quien conocía a Joaquín Balaguer fue "¿cómo quiere usted que su excelencia salga en guayabera, si duerme con corbata?". Pero también refiere el profesor Miguel Ángel Jiménez: "Joaquín Balaguer asistía en saco y corbata a bañarse al río Yaque".

Esa forma persistente, predecible, de hacer las mismas cosas a la misma hora, en los mismos lugares, habla de sus rasgos obsesivos, que, junto a otros, le ayudaron a mantenerse al lado de un dictador como Rafael Leónidas Trujillo Molina, un hombre, con rasgos obsesivos, rígido, vigilante y desconfiado. El Dr. Balaguer Ricardo siempre era puntual, ordenado, correcto, nunca se salía del guion ni de lo esperado. Como toda persona con rasgos obsesivos le daba seguimiento a todo, se trazaba metas y objetivos y los cumplía: hora de trabajar, leer, dormir, comer, juntarse con la familia, hablar con la madre, recibir personas, todo, absolutamente todo estaba planificado, día, hora, lugar. Pero también así era en el amor, en la sexualidad, todo bajo control, nunca se salió de lo predecible, de lo ritualista y del orden establecido.

El saco, la corbata, el sombrero, la puntualidad, leer los periódicos, chequear los precios y las notas fúnebres, enterarse de todo, caminar, la misma comida, la misma mecedora, etc., así era hasta el final de su vida Joaquín Balaguer, pero también, como suele

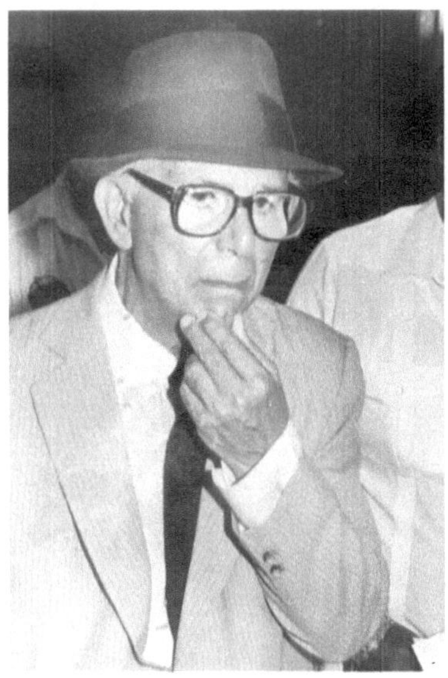

El Presidente Joaquín Balaguer reflexionando

ocurrir con las personas con rasgos obsesivos, era controlador con el dinero y el gasto (tacaño o austero) y moralmente correcto y honesto.

Es decir, las personas con rasgos obsesivos tienen mayores tendencias al orden, a la limpieza, a los rituales cotidianos dentro y fuera de la casa. Son personas quisquillosas, se irritan fácil cuando las cosas no salen como las tenían previstas, todo debe estar en su lugar, a su hora, y por lo demás, son trabajólicas, no toman vacaciones, no pueden ser creativos ni espontáneos, ni realizar cosas que no están debidamente planificadas y pensadas; ese era uno de los rasgos que más sobresalió y más ayudó a Joaquín Balaguer Ricardo.

Cuando una persona padece del trastorno obsesivo compulsivo presenta la disfuncionabilidad, la psicorigidez y el descontrol en casi todas las áreas de la vida, padeciendo de depresiones, ansiedades, inadaptaciones y un mal manejo de los estresores psicosociales, familiares o de parejas, dadas las desregulaciones emocionales y sus pensamientos distorsionados en cuanto al orden, la proporcionalidad, la perfección, la puntualidad, la limpieza o el miedo a la contaminación o enfermedad.

Sin embargo, los rasgos obsesivos ayudan y favorecen al logro de resultados en todas las áreas en que la persona desee destacarse. Joaquín Balaguer lo logró mucho y un poco más, dados los múltiples factores que le ayudaron, además de su compleja personalidad.

Tabla 14-12. Criterios DSM-IV-TR para el diagnóstico del trastorno obsesivo-compulsivo de la personalidad

Un patrón general de preocupación por el orden, el perfeccionamiento y el control mental e interpersonal, a expensas de la flexibilidad, la espontaneidad y la eficacia, que empieza al principio de la edad adulta y se da en diversos contextos, como lo indican cuatro (o más) de los siguientes puntos:

(1) Preocupación por los detalles, las normas, las listas, el orden, la organización o los horarios, hasta el punto de perder de vista el objeto principal de la actividad

(2) Perfeccionismo que interfiere con la finalización de las tareas (p. ej; es incapaz de acabar un proyecto porque no cumple sus propias exigencias)

(3) Dedicación excesiva al trabajo y a la productividad con exclusión de las actividades de ocio y las amistades (no atribuible a necesidades económicas evidentes)

(4) Excesiva terquedad, escrupulosidad e inflexibilidad en temas de moral, ética o valores (no atribuible a la identificación con la cultura o la religión)

(5) Incapacidad para tirar los objetos gastados o inútiles, incluso cuando no tienen un valor sentimental

(6) Es reacio a delegar tareas o trabajo a otros, a no ser que éstos se sometan exactamente a su manera de hacer las cosas

(7) Adopta un estilo avaro en los gastos para él y para los demás: el dinero se considera algo que hay acumular con vistas a catástrofes futuras

(8) Muestra rigidez y obstinación

Fuente: Fundamentos de Psiquiatría Clínica. Robert E. Hales. Stuart C. Yudofsky Segunda Edición. Editora Masson, S.A. Barcelona, España, año 2005. Pág. 621

Joaquín Balaguer entre el "yo ideal, y el yo real"

Es evidente que Joaquín Balaguer Ricardo confundía con sus comportamientos, daba de qué hablar por su estilo de vida, la forma de ser y de vivir, que salía a relucir de forma tan diferente al promedio de los dominicanos. Hasta cuando se aislaba o asumía silencio prolongado la gente creía que eran tácticas de Balaguer. Los más cercanos no lograron entenderle, simplemente se ajustaron a su forma, a su estilo y patrón de vida, pero no supieron los porqués de Balaguer; solo sabían que al hombre no le gustaba beber, fumar o ir a invitaciones sociales, no le interesaba el dinero ni la acumulación material, pero sí el poder, ser presidente, enamorarse discretamente aunque sin apego, sin vínculo y sin sentido de pertenencia.

Un hombre, Joaquín Balaguer, de su familia y para su familia: madre y hermanas. Como bien le contestó al dictador Trujillo Molina cuando le preguntó por qué no se casaba: "¿para qué voy a tener mujeres si tengo cinco en mi casa?"

Se trata de un hombre personalmente honrado, trabajador y coherente en lo que deseaba y en como vivía, pero al mismo tiempo permisivo y austero como político, ausente e irresponsable como padre. A ese tránsito entre el "yo ideal y el yo real" de Joaquín Balaguer nos vamos a referir en cada capítulo para conocerle, digerirle, entenderle desde la psiquiatría, la psicología y los estudios psicosociales.

El "yo ideal" de Joaquín Balaguer

Las personas no pueden entender que la emoción llega primero que la razón y el pensamiento; que los sistemas de creencias o pensamientos configuran los comportamientos, y estos comportamientos configuran los resultados de vida. Es decir, si piensas mal, actúas mal y los resultados serán negativos. Pero también, las conductas y comportamientos se asumen desde la parte del "ello" de la personalidad, o sea, desde el placer, lo que te gratifica, te valida, te gusta y te recompensa cerebralmente; el "yo" es la parte de la personalidad que debe controlar o dirigir los impulsos del "ello", discriminarlo, enfocarlo o hacerlo equitativo, armonizarlo y adaptarlo al contexto de la sociedad, de la familia y al proyecto de vida.

El "super yo" es la parte moral, ética, a través de los valores que le ayuda a identificar lo incorrecto, el daño, las maldades y el sufrimiento a los demás, para reconocerlo, no practicarlo o no asumirlo. El maestro Sigmund Freud, desde los estudios psicoanalíticos, definió la estructura de la personalidad.

El "yo ideal" trata de quién quiero ser, mientras que el "yo real", del quién soy. En esa construcción, los indicadores socio-familiar, psicosocial, socio-económico y político juegan las determinantes, junto a las adversidades y circunstancias. De ahí las cuestionantes "¿los líderes nacen o se hacen?" Es el destino, la suerte, el talento, la personalidad que van descifrando el fluir en la vida o quedarse excluido o anulado de los procesos vitales.

Joaquín Balaguer Ricardo desde la preadolescencia iba descifrando su "yo ideal" o quién quería ser, o la ocupación y dedicación con la que se identificaba, a pesar de las expectativas que su padre tenía sobre él en referencia a los negocios familiares y que él rechazó dada su inclinación a los libros y la cultura. Se dice que finalmente el padre le apoyó en su decisión por los estudios. Es el padre, a decir de Balaguer, quien le dice "tú vas a llegar a presidente". (2)

Esa construcción del "yo ideal" de Joaquín Balaguer como identidad psicosocial, la familia, la educación y la sociedad, como en todo ser social influye de forma determinante. El ser el único varón, con siete hermanas, producto de una familia nuclear patrifocal, donde se le delegó con la crianza asumir el rol de que "debería" cuidar, proteger a la madre y hermanas, se convirtió en parte de los valores, obligaciones o designaciones generacionales para Joaquín Balaguer. El sociólogo Max Weber explicó que las personas van construyendo su "jaula de hierro", en la que acaban atrapados como el mimo dentro de una habitación imaginaria de paredes invisibles, de la que parece no poder salir. (3).

Es decir, en Joaquín Balaguer, entre su personalidad, sus valores familiares, su actividad (de sublimación) política, dedicación exclusiva, energizante, adictiva que le impedía realizar otras actividades, marcaron su "yo ideal" en el que se iba encerrando, de forma egocéntrica-autocrática, pero que constituía a la vez, su principal placer y función vital: el poder, vivir por el poder, mantenerse en el poder, para terminar con poder, o para morir como un hombre de poder. Joaquín Balaguer lo sacrificó todo, lo subliminó tanto, que terminó siendo en su "yo ideal" un hombre con una adicción al poder.

El poder fue su éxito. Logró desde los treinta años de la dictadura y los veintidós años que le tocó ser presidente en cinco ocasiones, reforzar sus hábitos y el "yo debería" (es decir, la persona en la que supuestamente deberíamos convertirnos) quedando atrapado en su propio yo."

El "yo real" de Joaquín Balaguer Ricardo ¿Quién soy?

Posiblemente Joaquín Balaguer es el político menos compresible, para entenderle por su compleja personalidad, por su comportamiento, el conflicto entre la persona y el personaje, la inteligencia, el talento, la habilidades y destrezas, pero al mismo tiempo la introversión, la timidez, sus miedos, y limitaciones emocionales, el encierro a la intimidad como forma evitativa y defensiva de las presiones y demandas psicosociales.

El ser humano, el intelectual, el catedrático, el civilista, el presidente que vivía con su madre y sus hermanas, que no lograba el desapego, el distanciamiento y romper el vínculo como todo adulto independiente y autónomo, necesitaba de la seguridad que da la madre, los hermanos y los símbolos familiares; sin embargo, el mismo Joaquín Balaguer Ricardo que simboliza a sus padres como vínculos primarios de su identidad sociofamiliar, de forma consciente, se niega a reconocer a once hijos, declararlos, darles su apellido y la identidad.

En ese "yo ideal y el real" encierra un conflicto psicológico, donde la madre es la figura trascendental y sus hermanas como símbolo de la mujer en su presencia; pero a la vez, de forma inconsciente, huye, evita, le crea temor, miedo, inseguridad, entregarse, amar, vincularse o apegarse a la mujer desde el punto de vista marital, llegando a desarrollar una fobia al matrimonio.

Su "yo ideal", lo que debería ser, se contradecía o le generaba un conflicto psicoemocional con su "yo real". ¿Fue Joaquín Balaguer la persona que quiso ser? ¿Era feliz y existencialmente armonizado entre lo que pensaba, practicaba y aceptaba? Literalmente, como persona fue exitoso, como intelectual y político, logró convertirse en un líder admirado, imitado y de referencia de resultados para otras personas políticamente hablando. Ese conflicto entre el "yo ideal y yo real" de Joaquín Balaguer refleja sus fortalezas y debilidades, su autoengaño, su distanciamiento entre lo que practicaba y lo que vivía, pero sus debilidades se convirtieron en su fortaleza para mantenerse entre las patas de la dictadura de Rafael Leónidas Trujillo Molina. A la vez, el carácter, las habilidades y patologías del psicópata dictador, fue lo que más le ayudó en su dicotomía del "yo real y su yo ideal", cosa que explicaré más detallado en la relación complementada Trujillo-Balaguer.

Conocerse así mismo, saber quién eres, tener conciencia del porqué de los comportamientos, es una tarea muy difícil para una persona, para los estudiosos de la psiquiatría y la psicología, pero también, para la sociología y la antropología.

Joaquín Balaguer, en su inteligencia y habilidades, respondía a los cuestionamientos de ese "yo real" cuando se le preguntaba sobre su soltería, los hijos, o de su adicción al poder. Más bien, eran repuestas defensivas: "no me he casado para poder levantarme por cualquier lado de la cama", escribía en Memorias de un Cortesano; "estoy soltero porque no he encontrado una mujer como usted", respondía a una periodista extranjera; "no aspiro a nada", le decía al jefe, a pesar de sus deseos e intenciones de ascenso al poder. Ese "yo real" era una simulación hacia afuera y hacia dentro; el era otro, el de sus rasgos, el de su temperamento y de la verdadera vida, egocéntrico, alexitímico, evitativo y tímido de los desafíos de la dinámica social.

Sin embargo, el ser humano es dinámico y posee la capacidad o la posibilidad de ser lo que se propone ser, es decir, de ser dueño de su destino, capitán de su barco, de diseñar y armar su proyecto de vida, con metas, objetivos y propósitos. Además, los estudios epigenéticos ahora plantean la modificación del ADN, de sus alelos, debido a procesos, adversidades y circunstancias a las que vivimos expuestos, que modifican todo el componente no solo genético, sino también químico, emocional y psicológico en nuestro cerebro. Como puede verse, el aprendizaje es constante, se aprende desde el dolor, desde el sufrimiento y desde el éxito. Es de ahí que las personas no lograban entender los cambios de comportamientos, conductas y resultados en Joaquín Balaguer en sus diferentes etapas y estaciones de vida y cómo se fue readaptando el Balaguer del 1961 al Balaguer del 1966-1978, con su gobierno de los duros doce años, o el Joaquín Balaguer del 1986 al Balaguer del 90 y 94.

El proceso de autodiseñarse, de ser resiliente, de autoadaptarse, de la flexibilidad y del uso de sus propios recursos y limitaciones para mantener un propósito en la vida, explica niveles de inteligencia, equilibrio y fortaleza emocional y de eso Joaquín Balaguer dejaba constancia en su "yo real" como líder autodirigido.

Podía autodiseñarse, pero no retirase; su "yo ideal" se lo impediría, su adicción al poder, su verdadera necesidad, sus miedos, su timidez y sus hábitos reforzados y autogratificantes le robaban su libertad y autonomía. No importó la ceguera, flebitis, dolores, limitaciones, vejez o circunstancias externas; sus rasgos y personalidad, su enfermedad adictiva "al poder, por el poder y para el poder" se convertiría en eje principal de su existencia. Lo demás fue a un segundo plano, a la negación, sustitución, racionamiento y justificación, pero no pudo parar o poner límites, prefirió el "dejar ir o dejar llegar", él y sólo él, como el letrero que el incondicional seguidor puso en el muro de la casa: "que nadie aspire hasta que Balaguer respire".

Poema de Balaguer:

Yo

Soy de hierro, la fuerza toda en mí se resume
cual todas las maldades las resume Satán
por eso no me importa si no tiene perfume
mi jardín que no escucha los quejidos de pan

Mis cantos son ruidos de furiosos leones
y quiero ser un fuerte trovador de alma macho

y no un miradorcillo forjador de ilusiones
que le teme a las burlas del populacho

Tengo todo el orgullo de mi raza indomable
por eso no ha flaqueado mi cuerpo miserable
ante aquellos que quieren que yo acalle mi voz

Soy de hierro por eso con orgullo sostengo
que la fuerza y la audacia y el valor que yo tengo
no los he ido pidiendo en el nombre de Dios.

Joaquín Balaguer

Fuente: Juan Gelabert: Relatando la memoria
(Joaquín Balaguer entre lo real y lo imaginario)
y otros ensayos. Ediciones: A mano pelá, 2011, pág. 33

Capítulo V

PAREJAS Y SEXUALIDAD DE JOAQUÍN BALAGUER

"Sigue a tu corazón, pero lleva contigo a tu cerebro"
Alfred Adler

J oaquín Balaguer Ricardo nunca se casó, no contrajo
matrimonio ni estableció relaciones amorosas duraderas con apego, vínculo o sentido de pertenencia. Desde adolescente se describen unos breves amores con la joven Fila Franco,
dejándole saber a su amigo Luis E. Álvarez, pero fueron relaciones
muy cortas.

La primera novia conocida a la que Joaquín Balaguer le entregó un anillo de compromiso fue a Gracita de Castro Mejía,
hija de Víctor Manuel de Castro, escritor, historiador, periodista, diplomático, y de Margarita Mejía Abreu. Unos amores de
varios años, pero como Joaquín Balaguer no se decidía, Gracita,
ya entrada en edad, decidió no esperar más y entregó el anillo,
obsequios, fotos y correspondencia, "viajó a Santiago y entregó a
los padres de Joaquín Balaguer" según confiesa el hijo de Gracita,
el joven Víctor Joaquín, al periodista César Medina. Se decía de
diferentes novias, pero nada en serio; era un eterno solterón, decía
su amigo Font Bernard.

Recuerden que ante la presión social sobre su soltería, Balaguer
daba diferentes respuestas, siempre de forma defensiva (raciona-
lización o justificación). Además, Font Bernard atestiguó, en el
programa del periodista César Medina: "Trujillo, queriendo pe-
netrar alguna vez a esa intimidad de Balaguer, le preguntó: usted,
doctor, ¿por qué no se casa? Balaguer contestó: porque ya tengo

cinco mujeres en mi casa, jefe ¿para qué quiero más? Obviamente, se refería a su madre, doña Celia, y a cuatro de sus cinco hermanas, que vivían con él en la Máximo Gómez 25. Todas menos Laíta, reseña el periódico Listín Diario.

Esa soltería de Joaquín Balaguer nadie la entendía, ni su madre, ni hermanas, ni las mujeres con las que socializó en la universidad, en dilatados trabajos como diplomático, ministro o presidente. Un hombre admirado, buen orador, inteligente, de presencia social, se esperaba que tuviese muchas pretendientes de diferentes niveles social e intelectual. Pero a él parecían no interesarle las relaciones de pareja con muchachas o jóvenes de su entorno de socialización.

Esa conducta afectivo-sexual de Balaguer se convirtió en motivo de interrogantes, algo del qué hablar de las personas, ya fueran funcionarios, simpatizantes o enemigos políticos. Parecía que nadie podía entenderlo, siempre se hablaba de las visitas de Balaguer al parque Independencia y cómo le atraían mujeres de estrato social pobre, mujeres simples, de poca presencia o demanda social.

Font Bernard decía que Balaguer era un hombre de "amores cortos", un "hombre de gusto". En la entrevista con Fausto Rosario, en el programa ¿Y tú qué dices?, el General Rafael Mejía Lluberes, quien duró muchos años al lado de Joaquín Balaguer, confiesa algo parecido: "a Balaguer le llevamos mujeres y le gustaban las mujeres", "le subían muchachas al palacio o a su casa".

Para explicarme mejor, diría que Balaguer tenía sexo, pero no sexualidad, con esas mujeres. El sexo es una relación de los genitales, la sexualidad implica amor, seducción, caricias, apego, vínculos, estar enamorado, valores y también sexo. La sexualidad empieza cuando se nace y termina con la muerte, es una expresión de la personalidad.

Esa sexualidad se va construyendo durante el desarrollo de la personalidad; el Joaquín Balaguer reservado, tímido, introvertido, evitativo desde niño y adolescente, es el mismo Balaguer con sus rasgos obsesivos, histriónicos, evitativos y esquizoides que sostiene una conducta o un comportamiento sexual propio o en consonancia con su personalidad.

La conducta sexual de una persona con rasgos esquizoides es fría, distante, de relaciones cortas y de pobre o ningún apego; no son pasionales, no se entregan, ni son creativos en el sexo, más bien son ritualistas. El sexo es una forma de desahogo, de descargar energía o tensión, pero de poca duración. Son poco expresivos, tímidos y parcos para interactuar personalmente; su estilo de vida discreto es extensivo a sus relaciones sexuales de forma privada, clandestina, o con parejas de bajo perfil, en las que no se sientan comprometidos ni angustiados, no haya presión, demanda de apego, compromiso afectivo o social.

Esa conducta sexual de Joaquín Balaguer es propia de este tipo de rasgos de personalidad y otros que poseía. Sin embargo, según Font Bernard, Balaguer "amó mucho a Natti Vega, pero nunca se casó, la llegó a celar Balaguer, pero a su modo". Tampoco le expresó sus emociones y afectos a Lucía Brugal, a la que le dedicó poesías y la famosa canción Lucía, pero nunca se le declaró ni le pidió amores.

Los hijos de Joaquín Balaguer Ricardo

Por décadas se estuvo ocultando la paternidad de Joaquín Balaguer; fue negada, silenciada y, aunque sospechada, nadie se atrevía a destapar la existencia de los once hijos o más que el abogado y civilista decidió no asumir ni identificar en el registro civil como suyos. De forma privada, en las paredes de su casa, con su madre y hermanas sabían de la existencia de hijos, pero socialmente no

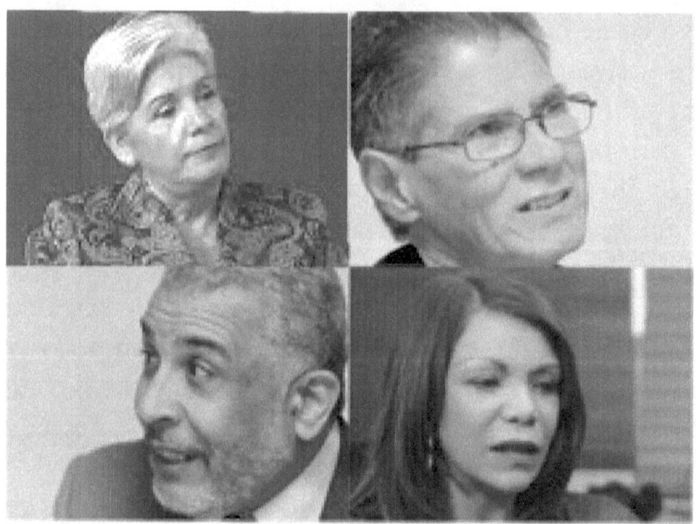

Hijos de Joaquín Balaguer: Xiomora Herrera González,
Joaquín Balaguer Báez, Alexis Joaquín Castillo y Mercedes Solís

se asumía. Los más fieles cercanos lo sabían, pero entendían la privacidad; el recelo y la intimidad del Dr. Balaguer no se tocaban. Los del palacio, los militares y políticos, también entre dientes lo hablaban, pero nadie se atrevía a demandar ni hablar de los hijos del presidente.

Sin embargo, desde 1945 ya existía Juana Cuascut, con quien Balaguer había procreado a Gloria Nilsa y a Joaquín De Jesús (a quienes no les dio el apellido); con Gladys Báez procreó, en 1960, a Joaquín Rafael Báez, quien nació en San Cristóbal y se crio en Puerto Rico, según el Listín Diario del 30 de mayo de 2019. Otros hijos fueron César Joaquín Mallen, con Carmen Mallen; Alexis Joaquín Castillo, procreado con Mercedes Castillo; Luis Gustavo Bisonó, con Hilda Dolores Bisonó; Lucrecia Brown, con la Dra. Martha Brown; Xiomara Herrera González, con Rosa González; Antonio y Nieves Bastardo, con Cuca Bastardo, según registran el fotógrafo Julio González en el periódico Hoy y el programa del periodista Fausto Rosario ¿Y tú qué dices? así como el historiador y genealogista Edwin Espinal.

De los once hijos, los que más socializaron con Joaquín Balaguer fueron Alexis Joaquín Castillo, César Mallen y Mercedes Solís, quienes acudían los domingos y la tía doña Emma les brindaba comida y afecto. Refiere Alexis, que el Dr. Balaguer iba y les pasaba la mano por la cabeza y luego se iba; doña Emma les decía que Elito estaba muy ocupado.

Ninguno le decía papá; Alexis Joaquín Castillo dice en el programa de Fausto Rosario que Balaguer fue su padre, pero no su papá. Xiomara Herrera, en el mismo programa, refiere que trabajó en la biblioteca de Balaguer y en el palacio, se casó en el año 1986 y Balaguer mandó a Peter Morales a representarlo, ya que él se fue a Santiago, pero, terminada la boda, la mandó a buscar para verla vestida de novia y le regaló 50 pesos. Es decir, Joaquín Balaguer no fue a bautizos, cumpleaños, colegios, bodas o reuniones familiares con los hijos, ni tiene retratos con junto a ellos, como suelen hacer las familias o los padres con sus hijos, tanto en actividades públicas como privadas.

Todo esto representaba el conflicto psicodinámico en la relación de apego ambivalente con la figura de su padre, Joaquín Balaguer Lespier, o era parte de su rasgo evitativo, el miedo y la inseguridad de asumir apego, vínculo, compromiso y afectividad frente a la paternidad; además, Joaquín Balaguer hizo una vinculación y fijación de que su única y verdadera familia eran sus padres y hermanas, fue parte del rol y de la asignación que le dejaron como único varón de los ocho hermanos.

Además de no haber asumido la paternidad ni darles el apellido a sus hijos, con las madres de estos no tuvo tampoco relaciones construidas ni reconocidas; pese a que simbólicamente les reconocía, ya que las ayudaba con su nombramiento, no socializaba con ellas como pareja ni como padre de sus vástagos.

Esos comportamientos tan extraños para muchos, e incomprensibles para otros, son el resultado psicoemocional y psicodinámico de su personalidad.

Joaquín Balaguer había disfrutado en su infancia, adolescencia y adultez temprana de la presencia de sus padres y hermanas en una familia nuclear, funcional y sana. Es decir, allí tuvo la oportunidad de criarse en valores, con educación, alimentación, techo, seguridad, amor y protección, que en un niño o adolescente es fundamental para su adecuado desarrollo. Es decir, la familia es el artículo de primera necesidad que más se consume y se vive, pero también es el primer espacio que facilita la oportunidad para el desarrollo sano.

La ausencia del rol y figura de padre de Balaguer hacia sus hijos, como en todas las familias donde no se ejerce la paternidad como función de presencia, de apoyo, de fiscalización y de identidad, deja en los niños huellas somáticas en sus emociones y en su estructura de personalidad. ¿Por qué Balaguer no asumía su rol de padre? ¿Por qué no presentaba a la sociedad sus hijos? ¿Qué razones tenía Balaguer para ocultar, negar sus hijos, si no era "eunuco, ni beato", como dijo su hijo Alexis Castillo?

Cada uno de los hijos de Balaguer tendrá su propia historia, construida por su experiencia con Balaguer o sus padres de crianza, pero los argumentos y razones van desde el orden de personalidad de Balaguer, de su apego ambivalente y de identificación con su propio padre en el rol de modelo de crianza, de admiración y de no aceptación del único hermano varón que tenía, quien, además de no haber socializado con Balaguer y sus hermanas, tampoco es mencionado como tío por los hijos de este.

El apego, vínculo y sentido de pertenencia de los hijos de Balaguer se construyó con sus padres no biológicos, o sea, sus padres de crianza, que fueron los que ejercieron el cuidado, la fiscalización o identificación en el rol tutoral. Algunos de los hijos, desde su infancia, sabían que su padre era Joaquín Balaguer Ricardo, el presidente; otros se enteraron ya en la adolescencia, como explica su hija Xiomara Herrera González al periodista Fausto Rosario.

"Los de la otra familia", en palabras de Alexis Joaquín Castillo, fueron los que desautorizaron al sobrino Joaquín Ricardo, director de la fundación Joaquín Balaguer, quien era de opinión de que Balaguer nunca tuvo hijos. Nos referimos a Joaquín Rafael Báez, Xiomara y Mercedes, hijos de Balaguer.

Como se puede observar, Balaguer tuvo varios hijos, once o más, como decía Mario Read Vittini en el programa de César Medina: "son muchos, pero no se sabe cuántos", "todos con diferentes mujeres de estrato económico bajo, mujeres pobres". El general Rafael Lluberes explicaba en el citado programa que él y Polanquito le llevaban mujeres, y el general Pérez Bello las recibía y las introducía donde el presidente Balaguer. Era su comportamiento sexual, su desahogo, su forma de cumplir necesidades sexuales y de responder al estrés del poder, pero eran desahogos sexuales sin apego, sin vínculo, sin compromiso y sin ningún tipo de afectividad o amor.

La sexualidad, el sexo, son expresiones y resultados de la personalidad, de los rasgos y las emociones, pero también, de los valores y de la cultura.

Por lo visto, y por la forma de los hijos de Balaguer expresarse en la televisión y el periódico, han decidido perdonarlo, aceptarlo como el padre, aunque no como el papá. Recordemos que, a su vez, este pidió al Dr. Charles Dunlop que antes de morir le sacara el corazón y lo llevara a la tumba de su padre, al cementerio de Santiago, es decir, que era algo circular, algo que Balaguer Ricardo no pudo manejar ni superar de forma sana con la figura del padre, como sí superó las adversidades que se le presentaron a lo largo de sus actividades políticas y en su ejercicio en la búsqueda y mantenimiento del poder.

Sin embargo, conscientemente Balaguer sabía de sus hijos, siempre les ponía su nombre o de sus hermanas, o ligados a los antecedentes familiares, como los nombres de los abuelos, a pesar de que en el registro civil no figuraban con su apellido.

En algunos casos, como el de Xiomara Herrera, el padre era oficial de la policía y sabía que la hija era de Balaguer. Es decir, algunos padrastros aceptaban los nombres de Joaquín o de familiares del presidente, pero preferían ocultar esa condición, lo que significa que Balaguer utilizaba el poder, los símbolos, el control y las manipulaciones emocionales y psicológicas de diferentes formas, respondiendo a comportamientos de su compleja personalidad.

La conducta sexual del rasgo evitativo de Balaguer

Normalmente estas personas no suelen llegar al matrimonio, apenas tienen una o dos parejas durante la adultez, no porque carezcan de atractivos, sino porque cada vez que existe la probabilidad de establecer relaciones afectivas o comienzan a sentir vínculos, compromiso, suelen tomar distancia o rompen las relaciones por cualquier causa no transcendente y adoptan conductas de aislamiento, de distancia o argumentan varios pretextos. Todas estas conductas se deben a sus miedos, sentimientos de inseguridad y timidez, cosa que nunca logró comprender la señorita novia de Balaguer, Gracita de Castro Mejía, quien producto de la desesperación de años de amores, entregó el anillo a los padres de Balaguer, ya que este desde Colombia no informaba nada de cuándo casarse.

En las personas evitativas, la comunicación sexual es pobre, limitada, su repertorio escaso y a veces desconocido, ya que hablan poco y expresan un lenguaje extraverbal ausente de seducción, de picardía, de coqueteo. Es raro ver un evasivo (a) hacer galanteo, cortejar, provocar un momento donde su pareja se encuentre en el borde de la pasión sexual; más bien, su actividad sexual es poco demandante, de un sexo poco creativo, son ritualistas o apegados a las normas. Todos estos comportamientos sexuales según rasgos y tipos de personalidad los explico en mi libro La Personalidad de su Pareja.

La conducta sexual de los rasgos obsesivos de Balaguer

A Joaquín Balaguer, para llegar donde llegó, lo empujaron, en parte, sus rasgos obsesivos: su disciplina, perseverancia, orden, limpieza, pulcritud, honestidad, obsesión por el trabajo, el ahorro, la constancia y la puntualidad en su vida. Todos los días se repetían las mismas rutinas, en el mismo orden, la ropa, la corbata, el sombrero, la hora de comer, la hora de llegar al trabajo, a la casa, los sábados, los domingos; sencillamente era un ritualista y predecible.

El acto sexual de la persona con este rasgo es poco creativo, poco espontáneo, suele ser egoísta y personalista, debido a que busca solo su satisfacción sexual como respuesta de desahogo al estrés de trabajo y al cansancio.

Como se puede inferir, Joaquín Balaguer Ricardo no podía asumir una sexualidad y unas relaciones de apego, vínculos y afectividad por mucho tiempo, ni entregarse, ni "alocarse" en el amor, la pasión, el romance, las mujeres ni el matrimonio. No se trata de que no quería, sino de que no podía; sus rasgos y personalidad le impedían asumir el comportamiento de su cultura, de la patrifocalidad y del machismo como construcción social. Sencillamente, desempeñaba su rol hasta donde se lo permitían su timidez, sus miedos y el apego ambivalente e inseguro con el que vivía. Por eso nunca se casó, nunca asumió amores demandantes ni vinculares con ninguna joven de presencia social ni académica por mucho tiempo; terminó con una fobia al matrimonio.

Como decían el General Rafael Mejía Lluberes o Font Bernard, "le gustaban mucho las mujeres, las relaciones cortas" "había que llevarle las muchachas, pero le gustaban las económicas y que no exigieran".

La conducta sexual de los rasgos esquizoides de Balaguer

La conducta sexual de las personas con rasgos esquizoides suele ser poco demandante; disfrutan a su estilo, pues no son muy creativos, seductores ni galantes, y menos afrodisiacos por ellos mismos. Nunca suelen despertar sus pasiones, y menos dejarse llevar de ellas. Su deseo sexual en ocasiones luce dormido, llegando a tener un patrón sexual de poca frecuencia, o a veces muy frecuente, pero bajo las mismas condiciones: sin apego, sin vínculos y sin sentido de pertenencia o sin establecer ningún tipo de contrato de pareja.

El temor, la alexitimia emocional de las personas con rasgos esquizoides les lleva a tener una pobre sexualidad y unas relaciones sexuales para el desahogo, pero, como he dicho antes, siempre sin asumir compromiso.

Los comportamientos y prácticas sexuales de Balaguer fueron siempre con mujeres poco demandantes, que estuvieran social e intelectualmente por debajo de él; mujeres sumisas, obedientes, que aceptaran el rol para el que se les buscaba. El Balaguer tímido,

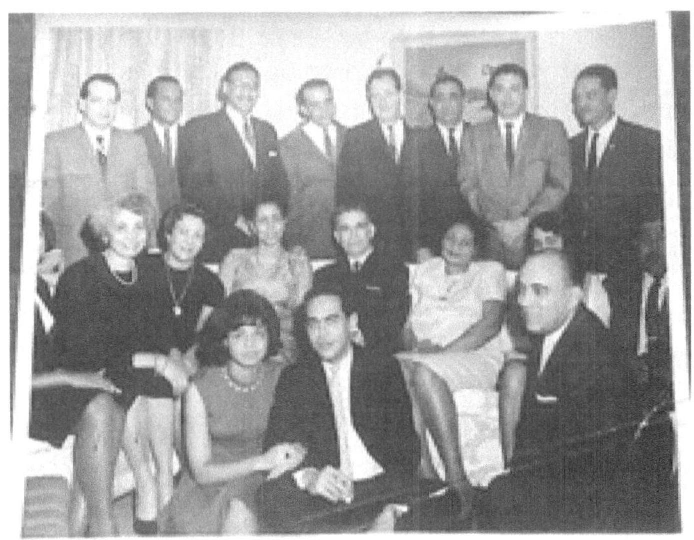

El Dr. Balaguer con amigos en New York, a su lado, la Dra. Martha Brown, con quien procreó una hija y luego nombró ministra de salud de su gobierno

evitativo, huidizo, de afecto medible y de emociones anémicas para el amor, dejó constancia de su conducta sexual, tanto en la adultez como en la vejez, lo que queda bien explicado: la sexualidad es una expresión de los rasgos y del tipo de personalidad.

Ni siquiera el patrón sexual se correspondía con la sociosexualidad, ya que Balaguer no socializaba, no hablaba ni establecía contactos duraderos con esas parejas. Aun con las mujeres de las que se enamoró y tuvo relaciones un poco más duraderas o llegó a celar, no estableció relaciones sociales públicas.

En el modelo de la patrifocalidad, de la "cultura del macho" y de la vida rural en la que Balaguer se desarrolló, los hombres tenían varias mujeres, pero establecían roles o sentido de pertenencia. Además, Balaguer vivió en su dinámica familiar cómo su padre, Joaquín Balaguer Lespier, tuvo una relación fuera del matrimonio en la que procreó un hijo.

Las fantasías y la conducta sexual ayudan a los terapeutas sexuales a detectar y diagnosticar patologías sexuales, conductas sexuales morbosas o altamente riesgosas; pero también, conductas y respuestas sexuales sanas y funcionales, sin tabúes, mitos ni prejuicios, que ayuden a las parejas a tener relaciones placenteras y satisfactorias para ambos.

Joaquín Balaguer era un enamorado de la mujer, le gustaba el sexo, su patrón sexual no era frecuente ni duradero; más bien, a decir de los que le buscaban las parejas, "era un sexo corto". La gratificación verdadera, a lo que le dedicaba tiempo, disfrute y voluntad, era el poder político. Esa fue la relación de más años, la que se convirtió en su razón de ser y de existir, lo que le daba placer, lo seducía y lo provocaba. Esa gratificación la procuraba, la planificaba, le daba continuidad y la vivía de forma apasionada.

De ahí que digo que el sexo en Balaguer era desahogo, necesidad humana, botar tensión, estrés, suplirse energía, "sentirse vivo", validar el ser macho, legitimar la cultura, etc. Pero también, fuera del placer, logró reproducirse con diferentes mujeres; así le respondía al rol y asignación de la dinámica familiar, a los padres y hermanas.

Pero fue más sexo y una procreación tan discreta que ni Johnny Abbes logró identificar que ya en 1945 y luego en 1960 Balaguer había tenido mujeres e hijos, logrando engañar a su jefe Trujillo Molina.

Capítulo VI

LIDERAZGO DE JOAQUÍN BALAGUER RICARDO

*"Las decisiones, no las condiciones,
determinan quiénes somos"*
Viktor Frankl

Un líder no es solo aquel que tiene seguidores, gana elecciones o manda en un grupo; ni es el que crea una plataforma partidaria. El liderazgo político más auténtico es aquel capaz de inspirar a gran número de personas sin ejercer el poder ni contar con clientes políticos, simplemente porque les toca la fibra sensible. (1)

El liderazgo se aprende, se va adquiriendo con las habilidades y destrezas a través de la socialización en los grupos, dentro de las circunstancias y las adversidades. A veces, las crisis y los procesos sociales, económicos y políticos favorecen el surgimiento de un líder, o sea, de alguien con algún talento, carisma o personalidad, que influye en las demás personas, aporta las soluciones y crea las alternabilidades, logrando que el grupo lo asuma o lo identifique como tal. De ahí que a cada liderazgo hay que ponerlo siempre dentro del contexto histórico–social, aunque son las personas con condiciones humanas: temperamento, carácter, inteligencia, carisma, talento, disciplina, fortaleza emocional y empatía, las que logran sintonizar, conectar o aprovechar ese contexto para transcender como líderes.

Joaquín Balaguer Ricardo es el producto de un contexto sociopolítico de pobre desarrollo socioeconómico, institucional y patologizado, en el ámbito grupal y personal: autoritarismo,

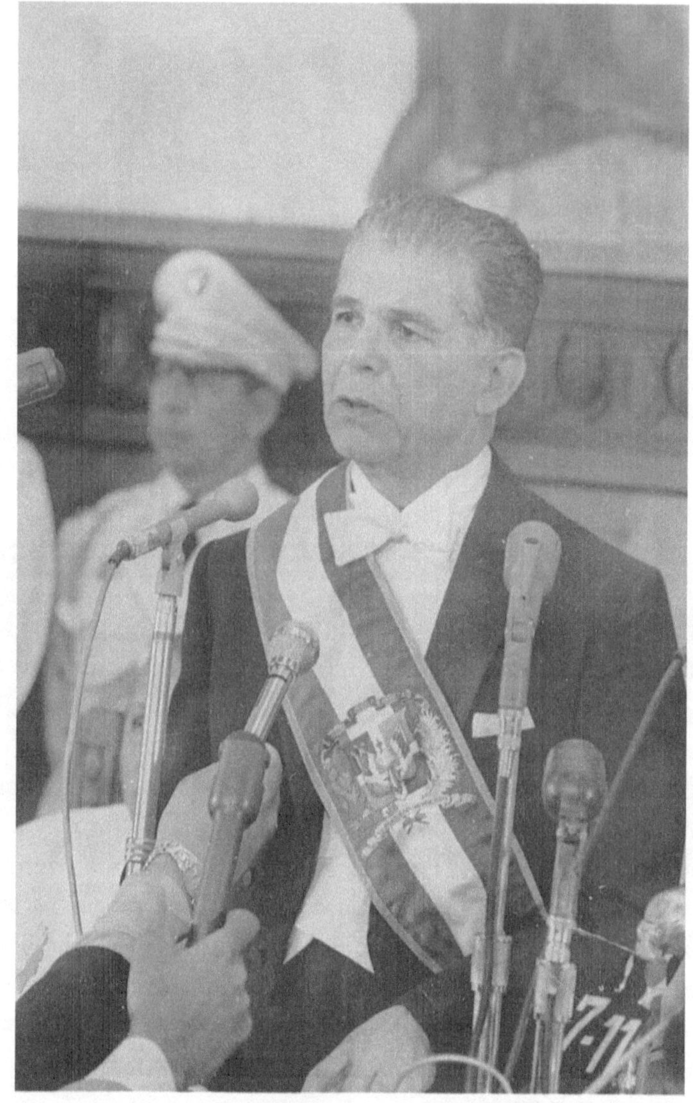

El Dr. Joaquín Balaguer en su juramentación
como presidente en el Congreso Nacional

caudillismo, golpe de Estado, magnicidio, confrontaciones personales e inestabilidad recurrente y crónica políticamente hablando.

Más de la mitad de la vida republicana ha sido de dictadura, de inestabilidad, de confrontaciones.

Thomas Carlyle afirma que "la historia de los logros humanos en el mundo, en el fondo, es la historia de los grandes hombres que han actuado en él". Al liderazgo de Joaquín Balaguer Ricardo le ayuda de forma importante su personalidad, así como su carácter y temperamento, más las habilidades, destrezas y el conocimiento psicosocial del comportamiento del dominicano, del Estado y de la patología social de los grupos, además de haberse mantenido al lado del psicópata dictador Trujillo Molina, cuya dinámica complementada explicaré psicodinámicamente en el capítulo Trujillo-Balaguer.

Soren Kierkegaard dijo: "la vida solo puede ser comprendida mirando hacia atrás, pero debe ser vivida mirando hacia adelante". Balaguer trabajó con un líder fuerte, de los que Archie Brown nos dice: "los líderes fuertes -en el sentido convencional de líderes que logran lo que quieren, controlan a sus colegas y centran en sus manos todo el poder de decisión- son los más exitosos y dignos de admiración". Continúa diciendo: "algunos de los líderes que pertenecen a esa categoría ofrecen una imagen más positiva que negativa, pero, por lo general, cuando un líder individual concentra demasiado poder, en el mejor de los casos suele cometer graves errores, y en el peor propicia derramamientos de sangre masiva y todo tipo de desastres". (3)

En el sistema de creencias de Joaquín Balaguer y en el de otros muchos intelectuales dominicanos quedó registrado como huella somática que, para gobernar o para llegar al poder y mantenerse en él, se necesita de líderes fuertes, de "hombres viriles", hombres como Pedro Santana, Buenaventura Báez, Ulises Heureaux, Rafael Trujillo Molina o Joaquín Balaguer. El hecho de que los liberales, progresistas o personas consideradas espiritualmente más

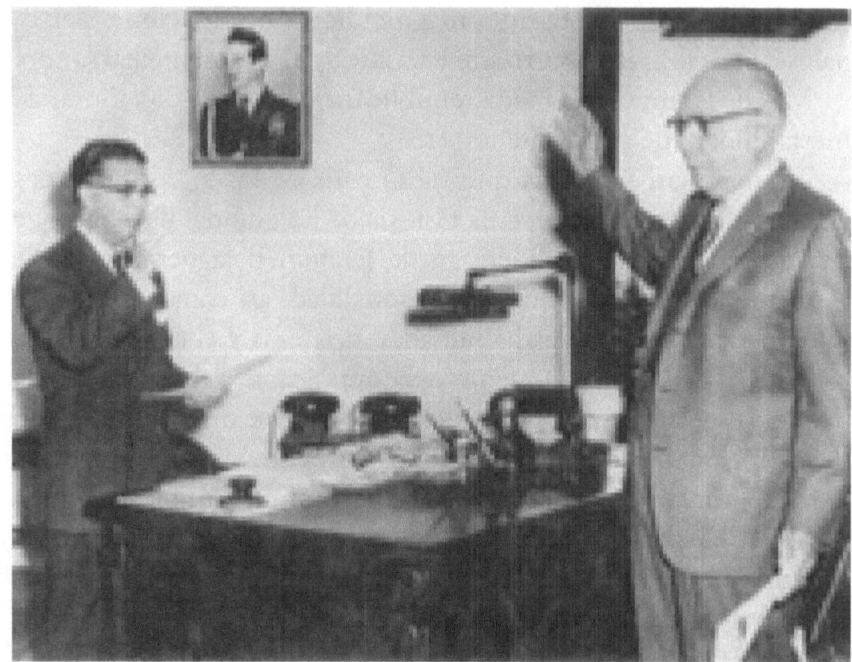

El dictador Rafael Leónidas Trujillo Molina, juramentando
al Dr. Joaquín Balaguer en el Palacio Nacional

sanas, como Duarte, Espaillat, Billini, Meriño, Hostos, Bonó, los
hermanos Henríquez Ureña, Bosch, García Godoy o Peña Gómez
no pudieron llegar o mantenerse en el poder, acentúa estas ideas.

A ese sistema de creencias distorsionado y limitante, que asumía que dirigir era para hombres fuertes y viriles, yo he decidido llamarle el producto de la patología social dominicana, debido a que esos hombres fuertes en su mayoría tenían trastornos de personalidad que explicaré en los estudios a los dictadores y presidentes que voy publicando.

Joaquín Balaguer era un líder autodirigido, concepto que, en palabras de Goleman, "consiste en determinar lo que uno quiere conservar y lo que debe cambiar o adaptar a las nuevas circunstancias". Balaguer, en todo su liderazgo, dio demostración de esa flexibilidad o adaptación al manejo de las circunstancias para responder a las necesidades, adversidades, crisis y conflictos. Era un líder egocentrista, personalista, pragmático, populista, clientelar, que sabía cómo gerenciar las emociones, su conducta y comportamiento, para lograr su propósito personal y su única y válida necesidad existencial: el poder.

Ese líder autodirigido, conservador, nacionalista, antihaitiano y de carácter autocrático, políticamente fue el que logró en cada circunstancia manejar los conflictos latentes y urgentes, pero también la escalada y desescalada de esos conflictos de forma asertiva, con capacidad de negociación y autoconservación, con visión analítica, midiendo las consecuencias y valorando los riegos y, lo más inteligente, cosechando los resultados.

Fue Joaquín Balaguer el que supo manejar la crisis de la destrujillización del país, enterrar a su "padre espiritual" Trujillo Molina, sacar del país a los hermanos, hijos y demás familiares del jefe.

Ese liderazgo autodirigido le permitió a Balaguer adaptarse al exilio político, al retorno de unas elecciones después de la Revolución de Abril de 1965, para ganarlas y quedarse por 12 años en el poder dirigiendo un gobierno fuerte, de confrontaciones, persecuciones, asesinatos, torturas, miedo, terror, control, de secuestro de libertades públicas, elecciones controladas y amañadas; pero, sobre todo, controlando la oposición, sometiendo y administrando a los adversarios dentro de su partido y creando un aparato militar y civil al servicio de sus propósitos políticos.

En esos 12 años de gobierno, Balaguer, conocedor de la sociedad dominicana, de la historia vivida y leída, pero sobre todo, aprendida en los 30 años de dictadura trujillista, desarrolló habilidades y destrezas para poner en práctica lo que de seguro pudo leer y releer varias veces de Nicolás Maquiavelo en El príncipe, o de Joseph Fouché, el maestro de la simulación y la doblez, quien supo mantenerse en el poder al precio que fuera necesario, ya fuera manipulando, dividiendo, apresando, asesinando, comprando, haciendo favores, controlando, "dejando hacer y dejando pasar", que tanto resultado le había dado a un admirado y referente del Dr. Joaquín Balaguer, el caudillo Buenaventura Báez, cinco veces presidente en los tiempos más difíciles.

Si bien es cierto que Balaguer venció a todos sus adversarios y logró los resultados personales y políticos que se propuso, su trayectoria puede considerarse como políticamente incorrecta y moralmente inaceptable.

Joaquín Balaguer fue un líder emocionalmente inteligente, o sea, que supo gestionar sus emociones y lidiar con las de los contrincantes, descubriendo las debilidades y la personalidad de cada uno para saber cómo manejarlos. Como he dicho antes, esto fue posible gracias a sus rasgos de personalidad, su temperamento y carácter, al igual que su inteligencia cognitiva, social y emocional.

Balaguer no era un superhombre, era un político que funcionaba con las cuatro C: coherencia, consistencia, continuidad y constancia, pero también con las tres E: equidad, equilibrio y eficacia hacia el logro y los propósitos.

Después de los llamados 12 años, se adaptó de forma flexible a las circunstancias para gobernar diferente desde 1986 hasta 1996. En cada conflicto político, militar, social, económico, sabía simular como decía Fouché, pero también se victimizaba, dramatizaba y utilizaba su histrionismo, además del carácter, el temperamento colérico que le salía y el flemático con el que vivía.

Literalmente, fue un líder egocentrista y personalista que manejó la psiquis social, la religiosidad popular, el odio y los resentimientos de los contrarios, los apuros y las mezquindades humanas. Supo Balaguer, como el malabarista político que era, negociar, perder, ganar, ganar-ganar, para lograr convivencia política o mantenerse en el poder. Pasó de un liderazgo político de bajo perfil, pero eficiente y activo en la dictadura, a un liderazgo conservador, nacionalista, de paz y antihaitiano, y de ahí a uno flexible, de diálogo, repartidor, negociador y de reciclaje para decidir cómo quería terminar, cómo deseaba ser recordado y quiénes serían sus compañeros de viaje.

Winston Churchill decía que "un optimista ve una oportunidad en cada calamidad, un pesimista ve una calamidad en cada oportunidad". Algo parecido decía el Dr. J. Tilghman: "un optimista es aquel que sabe cómo sacar sol y alegría de un día nublado y triste". Balaguer, a pesar de que opinaba lo contrario sobre sí mismo, era un optimista, alguien que supo crear y aprovechar las oportunidades y las circunstancias.

Contrario a lo que algunos pensaban, Joaquín Balaguer no era un superhombre ni alguien movido por una fuerza divina, más bien, un líder adicto al poder, enfermedad que lo secuestró y lo llevó a la sublimación en su inconsciente, y conductualmente lo mantuvo en conflicto entre su "yo real" y su "yo ideal", o sea, entre quien era y lo que debería ser.

Anteriormente expuse que a Balaguer también le ayudó la patología social dominicana, la patología de los grupos. Si hacemos lectura reflexiva, psicoanalista y social de cada adversidad que confrontó, podemos notar que los progresistas o liberales, conservadores e institucionalistas nunca pudieron ponerse de acuerdo para manejar, controlar o administrar a Balaguer y desaparecerlo de la vida política para erigirse como ganadores en cualquier proceso: crisis pos Trujillo, crisis posguerra de 1965, crisis del 1978, 1986, o la crisis de los 90 al 1994. Como bien dijera el intelectual Pedro Francisco Bonó: "el dominicano individualmente piensa bien, pero cuando se agrupa piensa y actúa mal".

Los odios y resentimientos, las luchas intestinas de partidos, grupos, empresarios, clase media, sindicalistas y sectores de la baja o pequeña burguesía permitieron que Balaguer fluyera, volviera a aparecer o se mantuviera por tanto tiempo vigente en escenario político nacional. Como podrán ver, no todo fue inteligencia, talento y carisma de líder, sino el resultado de esa patología social dominicana, que él conocía, olfateaba y deglutía. Aprendió con Trujillo a utilizar el "hombre gris" para el trabajo sucio, pero inteligentemente bien realizado; la Banda Colorá para el terror, miedo y control de los adversarios; "los incontrolables" de los 12 años, o los "insaciables" de las élites, que construyó y aupó para el pago de favores políticos y mantener el clientelismo y populismo.

Joaquín Balaguer fue un líder resonante y disonante al mismo tiempo, en circunstancias diferentes; un líder pragmático, sin ambiciones materialistas ni amigo de lo ajeno, como se practica comúnmente en la política dominicana; un líder de mayor apego a lo intangible que a lo tangible, salvo lo que estuviera vinculado al poder. Terminó siendo no un líder transformador, sino redefinidor. Los líderes transformadores son los fundamentales para producir cambios sistemáticos y gobiernos redefinidos, muy poco comunes, que cambian los términos del debate y amplían la nación de lo políticamente posible. (4)

Joaquín Balaguer no formó, preparó ni construyó a otros líderes o creó las circunstancias para favorecer un legado político moralmente aceptable; más bien, destruyó el partido, controló, anuló y silenció a los contrincantes políticos dentro y fuera de su gobierno y de su partido. Como todo personalista y egocentrista permitió que uno de sus incondicionales seguidores pusiera un letrero en su casa que decía: "que nadie aspire hasta que Balaguer respire".

Un líder disonante de comportamiento pasivo-agresivo, que castigó, persiguió y calló a los vicepresidentes que lo acompañaron a lo largo de sus 22 años de mandato. Claro, ni Balaguer era Trujillo, ni ninguno de ellos era Balaguer para esperar tranquilo que el mango goteara para comérselo, como él le contestó a Juan Bosch cuando le solicitó que se unieran para derrocar al dictador.

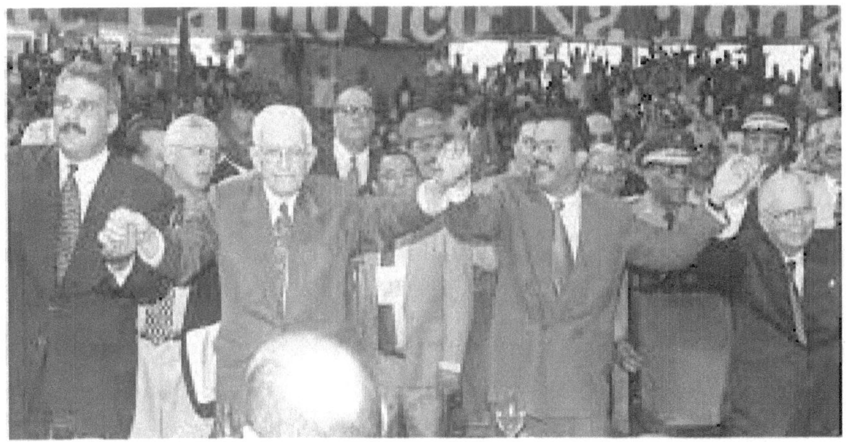

El Presidente Joaquín Balaguer, el profesor Juan Bosch, el Dr. Leonel Fernández y el
Dr. Jaime David Fernández Mirabal durante el "Frente Patriótico"
en el Palacio de los Deportes

Pero también, ese líder Joaquín Balaguer supo conquistar, comprar, seducir, atraer a la mayoría de sus enemigos políticos, como pasó con Ramón Lorenzo Perelló, que acuñó la consigna "Balaguer, muñequito de papel" y terminó siendo su asistente personal en el palacio. Parte de los izquierdistas fueron ministros, a los conservadores que no le apoyaron supo repartirlos entre embajadas, ministerios, o nombrarlos como asesores a los que nunca escuchó ni les consultó.

En cuanto a su forma de asumir la vida y su devenir, Balaguer se autodefine como destinista, como un convencido de la predestinación (autodefinición que cuestionaremos más adelante), lo que podemos comprobar en los dos siguientes párrafos:

"Creo ciegamente en el destino. Soy destinista total, creo que todo lo que uno hace es como decían los árabes, fijado por una fuerza de antemano. La advierte uno en todas las cosas: hay una fuerza extraña que lo conduce hacia donde uno quería ir, a veces en contra de sus propios deseos. Ese conjunto de circunstancias que se unen, se asocian y determinan, ese es el destino". (3)

"La vida de uno es una lucha contra el destino, esa fuerza que lo arrastra a uno. La oposición que uno hace contra ella es vana. El destino es el vencedor, necesariamente. El fatalismo encierra un sentimiento de pasividad, de aceptar las cosas tal y como vienen, sin reaccionar, sin luchar. Es como una derrota actitud que nunca he asumido". (4)

Albert Fita Aleare, en su libro Del Nacimiento Al Infinito, página 15, refiere: "la predestinación sería el hecho de que estamos obligados a hacer algo concreto por un camino determinado sin poder elegir, debido a que unos poderes superiores o unas circunstancias ya han establecido que lo que pase debe ser de una manera concreta, sin que podamos modificarlo ni salirnos del guion. La predestinación va de la mano de la negación del libre albedrío".

Es decir, cada ser humano es libre de escoger, asumir, seleccionar, abandonar o retirarse de cualquier circunstancia o decisión en la vida; diría que es nuestra responsabilidad. Balaguer jugaba siempre al uso de los símbolos, la divinidad, la fuerza del destino; sin embargo, en diferentes oportunidades, se declaraba no creyente. No pudo, en su afán adictivo, parar, detenerse, descontinuar la secuencia de acciones que emprendió en su afán de "vivir y morir por el poder". Eligió lo que quería, lo buscaba, creaba las circunstancias, planificaba y, como todo líder autodirigido, pragmático y personalista, asumía la estrategia y la táctica de forma consciente y responsable. Entonces, lo del destino, las fuerzas superiores, el karma o la predestinación son excusas para justificar, negar responsabilidades o victimizarse ante las decisiones asumidas en la vida.

El maestro Ortega y Gasset decía: "yo soy yo y mis circunstancias". Si bien existen circunstancias que no podemos controlar, hay otras en las que podemos decidir conscientemente qué hacer o no. Joaquín Balaguer, como líder, siempre sabía lo que quería y hacia donde iba; esperaba el resultado de sus decisiones. Su éxito no fue producto del azar o del destino, sino de esfuerzos estratégicos dirigidos a perseguir objetivos concretos.

Como ocurre con todo líder de sus características, su principal misión era la autogratificación, por eso nunca cedió el poder ni creó circunstancias u oportunidades para que otras generaciones le sustituyeran o se apropiaran de su legado. Partiendo de este hecho, resulta social y políticamente curioso que legisladores progresistas, conservadores y liberales terminaran asignándole a Balaguer el título de Padre de la Democracia, pasando a ser el líder más imitado en sus prácticas y métodos de hacer política.

Capítulo VII

BALAGUER Y EL CONCEPTO DE TRUJILLO

"Soy de los que se sienten hijos espirituales de usted, y cualquiera que sea mi suerte, desde un destino público o fuera de él, desde una posición como la que ocupo o desde otra más humilde, siempre me sentiré unido a usted por un sentimiento de orgullo patriótico y de indesviable y sincera devoción a su persona y su gloria".

Carta a Trujillo
Aliro Paulino hijo, Balaguer El Hombre Del Destino,
13 de noviembre, 1940.
Editora Mundo Diplomático Internacional, 1986, Pág. 355.

Trujillo-Balaguer: una relación complementada

"Cada hombre es lo que hace con lo que hicieron de él"
Jean-Paul Sartre

La relación Trujillo Molina y Balaguer Ricardo se origina por circunstancias políticas, luego, el matrimonio con Bienvenida Ricardo, prima de Balaguer, pero terminan consolidando la relación después de que Trujillo se impone y desplaza a Rafael Estrella Ureña y Horacio Vásquez, siendo nombrado Balaguer como profesor de gramática y sintaxis en la escuela normal superior de Santiago de los Caballeros, luego designado abogado del Tribunal de tierra en 1932, después como secretario de la Delegación Dominicana en la Embajada de España en 1935, Subsecretario de Educación, ministro diplomático, hasta llegar a ser vicepresidente y presidente de la República bajo el poder del dictador Rafael Leónidas Trujillo Molina.

129

¿Cómo se pudo mantener Balaguer 31 años al lado de una persona difícil como Trujillo? ¿Qué llevó a Trujillo a reconocer y mantener a su lado al Dr. Balaguer? ¿Qué se suplían ambos? ¿Qué se admiraban? ¿Qué atraía uno del otro, para sentir la necesidad de acompañarse en el poder? ¿Por qué a Trujillo no le funcionaba su paranoia con Balaguer?

Balaguer admitía que su padre espiritual fue Trujillo Molina; de él aprendió la habilidad y destreza del manejo del poder, la conducta y el comportamiento de la sociedad dominicana, de sus conflictos y carencias, las diferencias que se daban en el contexto político, económico, social, religioso, rural y urbano, de una sociedad pobre, de un analfabetismo muy alto y de un aprendizaje cultural pobre de confrontaciones caudillezcas y de desorden, que se negaba a la construcción de la vida ordenada, pacífica e institucional.

Desde los primeros años de dictadura de Trujillo Molina se vivieron conflictos; para enfrentarlos se activó la banda la 42 con asesinatos, crímenes, persecuciones, control de los enemigos y de los pocos caudillos que sacaron la cabeza en cada región. La dictadura supo usar el "divide y vencerás", comprar, extorsionar, desacreditar a personas y familiares, pero también usar "hombres grises" para hacer el trabajo sucio y a los intelectuales para justificar y crear la "ideología trujillista".

Todo lo vivió, lo observó y lo olfateó Balaguer Ricardo, pero también lo supo digerir y continuó todo el proceso de la dictadura sin comprometerse y sin confrontar ni luchar ningún puesto o nombramiento. Sabía manipular las emociones del jefe, confundirlo y tranquilizarlo con la lealtad invisible.

¿Podría Balaguer fingir, disimular, planificar durante 31 años? ¿Puede una persona controlar sus emociones, carácter y temperamento por más de tres décadas? Claro que no, ni el más simulador, histrión o guionista puede pasarse tanto tiempo fingiendo o controlando emociones. Fueron sus propios rasgos de personalidad los que le llevaron inconscientemente a comportarse de la manera en que lo hacía.

Las relaciones entre amigos, grupos y parejas que tienen que compartir espacios, propósitos, metas y objetivos por años solo se pueden sustentar o mantener por la afinidad de las ideas, los valores, los rasgos de la personalidad, carácter y temperamento que hacen posible la comprensión, el equilibrio o el complemento en unos y otros, desde el punto de vista psicodinámico y psicosocial; fue a través de sus rasgos de la personalidad que ese binomio se pudo construir, mantener y solidificarse.

El complemento, visto desde la geometría, es lo que falta por añadir a un ángulo agudo para obtener un ángulo recto. Dicho de otra manera, el complemento es lo que nos hace falta, que la otra persona lo aporta, ya sea en lo espiritual, lo emocional, lo afectivo, lo material, la seguridad, la protección, el reconocimiento o la validación social.

Ese complemento puede darse de forma inconsciente en áreas vitales de la vida, donde se recompensen temores, miedos, inseguridades, abandono, desapego; pero también puede representar el espacio de crecimiento, oportunidades de movilidad social, de estatus y sentido de pertenencia o de aceptación dentro de un grupo. Sin embargo, el complemento también puede darse en la representación simbólica de figuras que moldearon nuestras conductas, y que a través del carácter, temperamento, identidad o sistema de creencias terminaron influyendo en nuestro aprendizaje social, político e ideológico, para ser parte de las decisiones o comportamientos de nuestra vida.

Es evidente que en el binomio Trujillo Molina-Balaguer Ricardo, uno tenía el control del poder, decidía, se imponía, sustituía, controlaba, anulaba o perseguía, lograba resultados por 31 años de dictadura, y el otro aprendía, adquiría las habilidades y destrezas del manejo del poder, pero también observaba, participaba, trabajaba y le daban oportunidades para su crecimiento intelectual, cultural y político, ya sea como embajador en diferentes países, diplomático, ministro, vicepresidente o presidente en plena dictadura.

Durante 31 años de dictadura, se complementaron Trujillo-Balaguer, terminaron admirándose, reconociéndose, respetándose, necesitándose uno y otro, guardando diferencias muy marcadas en la estructura del "super yo" de la personalidad (donde se maneja la parte moral y ética), pero también en lo emocional, la inteligencia, los rasgos de la personalidad que hacían las diferencias del Dr. Balaguer. Sin embargo, ambos ambicionaban el poder, uno lo decía y lo mantenía, y el otro, lo deseaba y lo esperaba, pero no lo aparentaba, lo disimulaba bajo la discreción absoluta, el silencio patológico, y la falta de visibilidad de cualquier interés en lo social y político; se mantenía en el poder trabajando, reconociendo y seduciendo a Trujillo Molina con su oratoria trujillista, validando y sustentando una ideología junto a otros intelectuales, para crear la necesidad, justificar la práctica y los hechos de la dictadura: "lo bueno y lo necesario para el país, que podía ser malo para una persona, una familia o un grupo", pero Balaguer lo justificaba.

Balaguer Ricardo nunca dio demostración de ambición o apetencia de poder, ni formó grupo, ni asistía donde no se le llamaba ni se le consultaba. Su prudencia, su buen tacto, su bajo perfil, su aislamiento en su casa, en sus refugios, junto a su timidez, su flexibilidad, su desinterés por lo material, no despertaba ni ponía en acción los rasgos paranoides y narcisistas de Trujillo Molina.

En varias oportunidades Joaquín Balaguer desactivó y desmontó la duda al jefe Trujillo Molina y su relación con el poder en la dictadura, con los puestos o el ascenso que tuvo Balaguer dentro de los 31 años, donde ocupó de forma vertiginosa todos los cargos, como diplomático, ministro, hasta llegar a ser "presidente

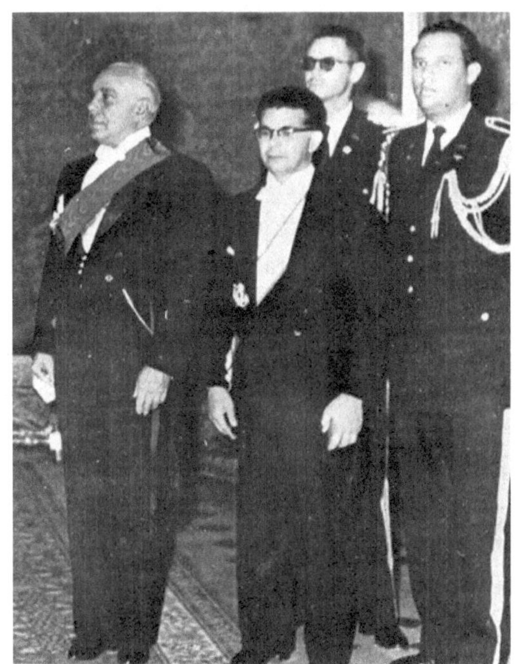

El dictador Rafael Leónidas Trujillo Molina
y el Dr. Joaquín Balaguer

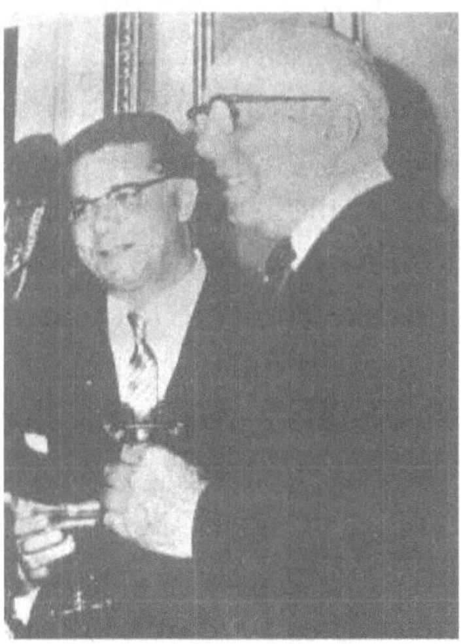

El dictador Rafael Leónidas Trujillo Molina
con el Dr. Joaquín Balaguer, compartiendo en el Palacio

títere" pero así lo quiso el jefe Trujillo y así lo quería y lo aceptó Balaguer Ricardo.

Recuerden aquella anécdota de la década de los años 50, cuando Balaguer asistió a la Habana a un homenaje que se le rindió al poeta cubano José María Heredia -se entrevistó Bosch con Balaguer en el hotel Inglaterra, donde estaba hospedado el visitante, a quien le propuso que renunciara a su cargo de Secretario de Educación y se quedara en Cuba para que liderara la oposición y fuera la cabeza del movimiento antitrujillista en el exilio, pues "era ampliamente conocido en el continente y con el prestigio adquirido durante su carrera diplomática, la renuncia sería no solo un duro golpe para Trujillo, sino un paso importante para catapultarlo con vista al futuro del país". La respuesta de Balaguer no se hizo esperar, conforme a la actitud de tener como aliado al tiempo, lo que fue una constante en su vida, le dijo: "Juan, cuando tú estás debajo de un árbol que da fruto, si quieres comer de ellos, debes permanecer a su sombra". (1)

Además, Balaguer tenía que pensar en sus hermanas y madre que vivían en el país, los riesgos que podría representar una deslealtad al jefe y las consecuencias que eso representaba para él y sus seres queridos. Pero además, ese no era el espíritu de Balaguer como egocentrista, por su tipo de personalidad no tendía a involucrarse en decisiones sin medir y valorar consecuencias. Solamente había al lado de Trujillo un hombre que conocía a Balaguer, el que hacia los trabajos sucios y le quitaba del medio a los enemigos del jefe: Johny Abbes, enemigo de Balaguer, quien le decía a su jefe Trujillo: "ese hombre no me gusta". Trujillo le respondía: ¿hay indicios? No, jefe, es difícil de agarrar, no tiene vicios; no se sabe cuál es su debilidad, ni de qué cojea, pero no es de nosotros".

En la fiesta del chivo, Vargas Llosa narra un diálogo entre Trujillo y Johnny Abbes: "nunca he entendido por qué le tiene desconfianza. Balaguer es el más inofensivo de mis colaboradores;

por eso lo he puesto donde está". "Yo creo que su manera de ser tan discreta es una estrategia, que en el fondo no es un hombre del régimen que solo trabajo solo para Balaguer. Puede que me equivoque por lo demás, no he encontrado nada sospechoso en su conducta; pero no metería mis manos al fuego por su lealtad".

Continúa contando Vargas Llosa de una conversación, un tanto subida de tono, entre Trujillo y Balaguer: "usted -dice Trujillo- tiene fama de ser un beato". Trujillo insistió moviéndose en el asiento: "oí, incluso, que no se ha casado, no tiene querida, ni bebe, ni hace negocios, porque hizo los votos secretos, que es un cura laico". El pequeño mandatario negó con la cabeza: "nada de eso es verdad". No había hecho, ni haría voto alguno; a diferencia de algunos compañeros de la escuela normal, que se torturaban preguntándose si habían sido elegidos por el señor para servirle como pastores de la Grey católica, él supo siempre que su vocación no era el sacerdocio sino el trabajo intelectual y la acción política. La religión le daba un orden espiritual, una ética con que afrontar la vida. Vargas Llosa afirma que "El generalísimo no estaba bromeando, cruzó y descruzó las piernas, sin quitar a Balaguer la pulsante mirada. Se pasó la mano por el bigotico de mosca y labios resecos, lo escuchaba con optimismo, hay algo en usted - monologó, como si el objeto de su comentario no estuviera presente- no tiene apellido natural en los nombres. Que yo sepa, no le gustan las mujeres, ni los muchachos; lleva una vida más casta que la de su vecino de la avenida de la Máximo Gómez, el nuncio. Abbes García no le ha descubierto una querida, una novia, una cana al aire. De tal manera que la cama no le interesa, tampoco el dinero. Apenas tiene ahorros; salvo la casita donde vive, carece de propiedades, de acciones, de inversiones, por lo menos aquí. No ha estado en intriga y guerras feroces en que se desangran mis colaboradores, aunque todos intriguen contra usted. Yo tuve que imponerle los ministerios, las embajadas, la vicepresidencia y hasta la presidencia que ocupa. Si lo saco de aquí y lo mando a un puestecito perdido en Montecristi o Azua, se iría usted para allá e igual de contento. Usted no bebe, no fuma, no come, no corre tras las faldas, ni del dinero, ni el poder. ¿Es usted así? ¿O esa conducta es una estrategia con un designio "secreto"?

El rasurado semblante del Dr. Balaguer volvió a escaldarse. Su tenue vocecita no vaciló al afirmar. "Desde que conocí a su excelencia, aquella mañana de abril de 1930, mi único vicio ha sido servirle. Desde aquel momento supe que, sirviéndole a Trujillo, servía a mi país. Eso ha enriquecido mi vida, más de lo que hubiera podido hacer una mujer, el dinero o el poder. Nunca tendré palabras para agradecer a su excelencia que me haya permitido trabajar a su lado". (1)

Esa intriga de Abbes García y Trujillo por conocer las motivaciones y necesidad de trabajar para el jefe y no dar ninguna señal de gula o necesidad de poder los tenía angustiados. En otra ocasión, Trujillo Molina manda a buscar a su despacho a Balaguer y le cuestiona si quiere ser vicepresidente, a lo que Balaguer le contesta: "jefe, ponga a alguien de su entera confianza, alguien de su sangre, Héctor Bienvenido, su hermano". Así le desmontaba la suspicacia, la desconfianza al paranoico de Trujillo Molina, contaba Fort - Bernard.

Esa relación Trujillo y Balaguer estaba basada en la complementariedad de los rasgos de personalidad de cada uno, Trujillo: narcisista, obsesivo, antisocial, con una percepción exagerada de su "ego", un ser social capaz de cualquier cosa, egocentrista, buscador insaciable del reconocimiento la validación y el poder, prestigio, fuerza para satisfacer su "ego" y sus vivencias resentidas y maltratadas. Balaguer, con rasgos obsesivos, evitativos, esquizoides, histriónicos, solitario, de pocos amigos, huidizo, callado, introvertido, sin demostrar interés, sin ganas de nada, ni desear nada, pero a la vez frío y distante, de carencia y afecto administrado, de emociones controladas, sin arrogancia y de poca visibilidad y demanda social.

Los que no comprendían, o creían conocer al Dr. Balaguer, creían que todo su comportamiento y conducta era una estrategia; alguien que todo lo calculaba y que duró 31 años de dictadura fingiendo o dramatizando. Como psiquiatra y psicoterapeuta, puedo decir que la conducta de Balaguer es una expresión de sus rasgos, de su temperamento y carácter de personalidad, su inteligencia y talento bien administrado fueron lo que más le ayudó, junto a su flexibilidad, y su prudencia y su espera.

Trujillo Molina esperó a Horacio Vásquez, apoyó a Rafael Estrella Ureña, jugó también a las circunstancias. El Dr. Balaguer esperó más tiempo, guardó más silencio, su personalidad lo ayudó a moverse cuando las circunstancias y el viento soplaba a su favor; aprendió el modelo, lo adoptaba a su estilo de vida política. Lo utilizó para fines personales y le dio resultado, nunca demostró interés por nada, pero se mantuvo más allá de sus fuerzas al lado del jefe.

Ambos, maestros y discípulo, lograron sus propósitos y sus fines, no importaron los obstáculos, pero lo que sí sabemos es que, desde la psiquiatría y la psicología social, Trujillo fue un modelo social no sano y menos digno de imitar.

Las fortalezas de Balaguer, para sobrevivir con un psicópata, paranoico y desconfiado como Trujillo Molina eran mantener distancia, no desafiar, no confrontar, no buscar protagonismo, ser sumiso y obediente, no deber favores que le comprometieran, evitar y mantener desapego y límites con la dictadura en lo social y en lo político. Sin embargo, en cada ocasión de forma pública y privada ensalzaba, reconocía, alababa y validaba al jefe Trujillo, su obra y personalidad, y lo imitaba en las decisiones de su vida política.

Lo que más le atraía a Trujillo de Balaguer era su trabajo, su inteligencia, su responsabilidad, su desinterés y poca visibilidad, su falta de ambición, su estilo tímido, inofensivo, callado, introvertido, sumiso y periférico, o sea, de ninguna presencia ni demanda que no sea autorizada por él.

Esa conducta de Balaguer le autorizaba y le daba a demostrar el control de Trujillo sobre él y sobre los demás, cosa que, a un narcisista y antisocial, lo calma, y por tanto, le atrae ese tipo de personalidad.

Sin embargo, no todo fue perfecto; Balaguer en varias ocasiones entró en desgracia con el jefe en inicios de la dictadura y durante el mandato pleno del control del jefe Trujillo. Para el 1934 en Sevilla, España, Balaguer pone a circular el libro Trujillo y su obra. Aquí Balaguer reconoce y elogia la oratoria de su amigo y compañero de oficina de abogados, Rafael Estrella Ureña, cosa que molestó a Trujillo; fue suspendida la circulación de la obra y remitida a Santo Domingo la edición completa. (2)

Trujillo terminó perdonando a Balaguer, después de escuchar excusas y petición de perdón de parte este. Recordemos también lo ocurrido en 1955, que dio al traste con la renuncia de Balaguer y la visita del jefe a su casa para pedirle que aceptara volver al gobierno. (3)

La fuerza de Balaguer descansaba en su "super yo", la parte moral y ética, su honestidad y sus valores familiares, lo cual también se convertía en su debilidad y piel sensible si atacaban a su familia o su honor. Esa respuesta contundente de Balaguer en el foro público, visitando el periódico con una carta donde pedía una respuesta, y la renuncia del gobierno, le dio a entender a Trujillo Molina su dignidad y respeto, por lo cual Trujillo reconoció siempre en Balaguer un funcionario útil y honesto; aunque Abbes García siempre esperaba y asechaba que Balaguer cayera en desgracia, como dijo en una ocasión "a ese enano lo voy a sentar en la silla eléctrica alguna vez".

Balaguer aprovechó después la caída de la dictadura y en plena transición, en los conflictos con Abbes García y los Trujillo, logró sacarlos del país; en cada proceso que le tocó vivir Balaguer actuaba con sus rasgos de personalidad y temperamento: frío, calculador, apacible, sagaz, activo, flexible, de emociones controladas y decisiones bien valoradas.

Trujillo y Balaguer, ambos poseían rasgos obsesivos e histriónicos, pero diferían en los rasgos evitativos y esquizoides de Balaguer y el antisocial de Trujillo Molina. Sin embargo, ambos buscaban el poder y vivieron por el poder.

Trujillo con la inflexibilidad, su rigidez y su psicopatía que no le permitía hacer ni aceptar los cambios con los años. Balaguer, producto de su flexibilidad, su adaptación, pudo fluir en las diferentes circunstancias.

Durante sus ejercicios de poder, aunque con tácticas y propósitos diferentes, Trujillo y Balaguer usaron los mismos métodos de control y terror para intimidar: Trujillo, la 42, el SIM, el Foro Público, el divide y vencerás; Balaguer, la Banda Colorá, sus incontrolables, los insaciables, "la corrupción se detiene en la puerta de mi despacho".

Ambos aplicaron el método de usar hombres grises para dividir, confundir, manipular, comprar y crear las circunstancias que favorecían el mantenerse en el poder. Trujillo confrontó invasiones, resistencia, luchas y movimientos para sacarlo del poder; Balaguer confrontó exilio político, golpe de Estado, conspiraciones y guerrillas.

Trujillo Molina terminó en un magnicidio, asesinado a tiros camino a San Cristóbal. Balaguer Ricardo falleció por vejez y enfermedad. Cada uno, con sus diferencias, influyó en el proceso de desarrollo social, económico y estructural de la República Dominicana. Cada uno con resultados distintos, producto de las circunstancias, procesos y hechos históricos, culturales y sociales.

A cada uno se le reconoce con luces y sombras, pero incidieron en el comportamiento social, en el sistema de creencias y en la forma de hacer política en el país.

Trujillo, "benefactor y padre de la patria nueva"; Balaguer, "padre de la democracia dominicana". "Dios y Trujillo" o "aquí Trujillo es el jefe", le pusieron en las puertas de hogares e instituciones dominicanas. En la casa de Balaguer por un tiempo se mantuvo un letrero que decía: "mientras Balaguer respire que nadie aspire".

Rafael Leónidas Trujillo conoció al dominicano a través de la socialización, del ejercicio político, como militar y como dictador, un hombre de habilidades, destrezas e inteligencia social.

Joaquín Balaguer Ricardo fue hombre inteligente, intelectual que estudió y conoció varias culturas y sociedades, cosas que le permitieron su desarrollo sociocultural y académico. "De más está decir que Balaguer fue un gran admirador y estudioso de los símbolos greco-romanos. Las leyendas tebanas y troyanas entre otras, por sus caracteres escénicos y su actitud virial y picaresca encuentra significado si no de adversidad, por lo menos varían la impronta en el testimonio y la dosis de filosofía. Edipo, Orestes, Ulises, Medea, Homero, Esquilo, Sófocles, Eurípides, Cicerón, Virgilio, Horacio, Ovidio y Tácito, para solo citar una breve relación, son parte de la emoción, motivación y del elocuente verbo literario y político de que hizo gala este insigne estadista y escritor de las letras hispanoamericanas". (4)

Balaguer conocía a Trujillo Molina, pero el jefe no llegó a conocer a su pupilo y alumno aventajado; Abbes García sí conocía, o al menos, intuía cómo era Balaguer. Decía: "Balaguer es de Balaguer", "ese enano no es de fiar, está con nosotros, pero no es de nosotros".

De esa relación complementada, el más beneficiado fue el Dr. Balaguer. Logró todo lo que se propuso, lo que deseaba y aproverchó las oportunidades que le dieron para su aprendizaje intelectual y político. Pese a su flexibilidad emocional, su adicción al poder no lo dejó desarrollar como le hubiera gustado su escritura, poesía, ensayos y otras obras literarias. Aun ciego, continuó su apego al poder; nunca aceptó las discapacidades visuales, los dolores por la flebitis y los reflujos gástricos, más las limitaciones propias de la vejez para retirarse y aportar desde otra dimensión o darle la oportunidad a otra generación para el relevo y la alternancia del poder o fortalecer la estructura partidaria o ideológica.

Su espíritu siempre fue personalista, egocéntrico, conservador, nacionalista, anticomunista, defensor y coherente en lo que creía, defendía y vivía.

No cedió el poder, más bien pretendió morir en el poder; el poder fue su trampa y su razón de ser. Su propia personalidad y el poder le impusieron una forma de existir, de pensar y actuar, para su propia existencia y su propia historia. Terminó siendo un líder autodirigido y redefinidor, el de mayor transcendencia nacional como político del siglo XX. Diría que el más copiado, pero al mismo tiempo, el menos conocido y menos comprendido, por su compleja personalidad, por esa caja negra que vivía con él y que, luego de morir, con el tiempo me ha tocado presentar en este estudio psicopatobiográfico.

Capítulo VIII

JOAQUÍN BALAGUER: UN POLÍTICO RESILIENTE

*"El hombre que se levanta es aún más fuerte
que el que no ha caído"*
Viktor E. Frankl

En la resiliencia existe el concepto de que "no sobreviven los más fuertes, ni los más inteligentes, sino los que mejor se adaptan", como se desprende del planteamiento de Darwin.

Las personas, a lo largo de los años, o durante su desarrollo, van a confrontar adversidades, crisis, circunstancias desfavorables o negativas, pero no todos saben qué hacer de forma saludable, funcional, adaptativa, ni cómo fluir en la vida pese a sus adversidades.

No todos mantenemos la calma, el enfoque, la motivación y la esperanza en los momentos difíciles. Tomar decisiones en medio de la adversidad, cuando las circunstancias son desfavorables, o cuando no se tiene el control, es realmente un reto. Muchas personas pueden llegar a sucumbir o volverse más vulnerables; sin embargo, esas crisis para otras personas representan una oportunidad, un escalón por subir, un espacio para crear o un liderazgo por consolidar.

Todo esto puede pasar en un conflicto familiar, en una empresa, en un partido político, en una crisis socioeconómica, o en una coyuntura histórica determinada donde se viven guerras, confrontaciones y hay que saber tomar decisiones fuertes, rápidas, frontales, desafiantes; pero de esas decisiones depende la estabilidad de cientos de personas, de empresas, de un país, de la economía o de lograr o mantener el poder.

Joaquín Balaguer Ricardo es un hombre de carne, huesos y debilidades, que supo afrontar las adversidades como persona y como político en todo su trayecto, desde sus inicios, o durante su carrera política, y en cada estación de su vida decidió qué hacer, a quién confrontar, cómo utilizar la estrategia y la táctica, el método, las formas, la habilidad y destreza para asumir las circunstancias; pero aprender a salir exitoso o menos vulnerable de ellas, sobre todo, aprender a aceptar, ceder, perder, ganar, mantenerse, adaptarse, fluir, lograr resultados, no salir dañado de las circunstancias ni de los procesos, eso habla del Balaguer resiliente.

En mi libro Claves Para Vencer Adversidades, desarrollo el concepto de la resiliencia social. Un concepto tratado desde la década de los 90, abordado por la ingeniería, que habla de la capacidad de un material para resistir o absorber energía para fortalecerse. Este concepto de resiliencia se aplicó en la biología, psiquiatría, psicología, en lo social, en lo político y en lo personal.

Según la Dra. Santos, "llamamos resiliencia a un proceso de adaptación positiva ante sucesos traumáticos o adversos, y tiene dos componentes: la resistencia ante la adversidad con un enfoque positivo que soporta el estrés como motor de crecimiento, y la capacidad de superarse, de transformar esa circunstancia negativa en oportunidad de desarrollo, para lograr salir fortalecido de la situación". (1)

"Ser resiliente no quiere decir que la persona no experimenta tristeza o angustia. El dolor emocional es la respuesta humana ante la pérdida, y el sufrimiento no puede evitarse. La resiliencia no es una característica que la gente tiene o vive de forma absoluta, sino que es el resultado de conductas, pensamientos y emociones que conforman la personalidad y al mismo tiempo, puede ser aprendida o modificada", continúa explicando la Dra. Santos.

Es evidente que mantenerse en los 31 años de la dictadura de Trujillo Molina, vivir, confrontar y lograr el acceso político de Balaguer habla de su resiliencia: ocupar cada puesto, cada ministerio, vicepresidencia y presidencia y no salir de forma objetiva ni comprometida en los daños humanos, materiales y morales de la dictadura, habla del concepto de su resiliencia política. Tener que asumir el entierro, la despedida del jefe; confrontar el proceso post Trujillo Molina –la destrujillización del país-; a los hermanos Petán y Negro Trujillo; a Ramfis, el hijo; a María Martínez, la esposa, y a los grupos trujillistas en sus diferentes niveles sociales, demostró de Balaguer su valentía, coraje, decisión, fortaleza emocional, habilidad y destreza para manejar el cierre de una dictadura sangrienta, poderosa y bien estructurada en la sociedad, hasta la apertura democrática, de elecciones y participación de los partidos, las libertades y actividades económicas y sociales en el país. Eso fue demostrando y construyendo el liderazgo autodirigido y redefinidor de Balaguer, si bien todas estas conquistas fueron décadas de lucha del pueblo, de sangre derramada, de jóvenes torturados y asesinados que exigían libertad.

Las personas que podemos llamar resilientes se caracterizan por haber desarrollado una serie de capacidades:

1. Tienen confianza en sus propios recursos y lograr un proyecto de vida. Se conocen y parten de sus fortalezas para afrontar los retos. Saben aceptar sus errores, sin justificaciones ni echar la culpa a otros, porque esto último incapacita siempre para crecer. Ha logrado tener una buena autoestima porque se valora a sí mismo de forma positiva.

2. Son resistentes al estrés y aportan seguridad a los demás. Al verse capaces de afrontar el futuro, no tienen miedo y no generan ansiedad ante la incertidumbre, por lo que pueden aportar sensación de tener el control y dan seguridad a quienes los rodean.

3. Al no tener ansiedad, logran un mayor autocontrol emocional, que se manifiesta en ver las soluciones lógicas del problema, buscando siempre una salida.

4. Tienen una actitud positiva ante la vida. No se quedan en las dificultades, sino que las van superando poniendo empeño y estableciendo estrategias para conseguir sus objetivos.
5. Desarrollan un estilo de vida equilibrado que combina objetivos personales, profesionales, familiares y sociales.
6. Son auténticos, sinceros y se apoyan en criterios morales sólidos, logrando una unidad de vida entre lo que dicen y lo que hacen. No tienen inconveniente en rectificar cuando se equivocan ni en pedir perdón.
7. Poseen capacidad personal para dar sentido a su vida, sintiéndose parte responsable para construir un mundo mejor y colaborar con otros para lograr este propósito. Se plantean ayudar a otros más débiles, y le brindan su apoyo o le dedican tiempo.
8. Utilizan el sentido del humor como estrategia del afrontamiento ante los conflictos, sabiendo relativizar y desdramatizar, siendo proactivos y aportando energía y nuevas formas de ver los problemas.
9. Tienen aficiones gratificantes y mantienen una sana independencia emocional, logrando la estabilidad afectiva en sus relaciones interpersonales. Todo lo anterior ha sido planteado por la Dra. Santos sobre las personas resilientes. (1)

El primer desafío de Joaquín Balaguer fue asumir la apertura y proceso democrático post dictadura después del magnicidio de Rafael Leónidas Trujillo Molina. Muerto Trujillo el 30 de mayo de 1961, en los días siguientes Balaguer se convirtió en el heredero político del "jefe", al mismo tiempo en el sustituto ideológico del presidente Buenaventura Báez, lo que a su vez lo convertía en el líder auténtico de la pequeña burguesía dominicana. (3)

Pedro Encarnación, citando a Roberto Cassá, nos dice que "Balaguer no contaba con una formación suficiente como elaborar teoría política; su formación adaptó, en consecuencia, un sesgo eminentemente literario: gran parte de su eficacia política provenía no tanto del fondo de contenido conceptual, como de la habilidad expresiva, de la fuerza del lenguaje y del uso de recursos retóricos. La formación literaria se colocó de manera privilegiada al servicio de una elaboración política que se reforzaba inusualmente con este recurso".

Continúa Cassá: "De esta manera, la falta de formación teórica moderna se suplía con una formación teórica-literaria, mediante esta última, obtenía los medios necesarios para desempeñarse en la política y para elaborar las sistematizaciones en el plano que le interesaba, elemento éste que lo unía a cierta tradición política vernácula. La voluntad del poder, así se vio sostenida por una amplia cultura general, pero no por una sólida formación política moderna. Dicho enmarcamiento político-literario estaba acorde con el atrasado nivel de desarrollo político de la burguesía dominicana y de la élite intelectual y burocrática de la época". (4)

"No importa el ángulo de mira que se desee sopesar: La habilidad para comunicar sobre la cuerda del poder sin perder el equilibrio durante tres décadas interrumpidas del régimen unipersonal de Trujillo obliga a aceptar las diestras dotes de político excepcional atizado sobre una matriz ideológica conservadora, hispanista y reactiva al menos celaje de un pensamiento social literario, ha de estar acompañado de un intelectual de recia formación y fuste". (5)

Recuerden que Trujillo Molina decía: "no tengo sucesores ni pienso formarlos. Ya se encargarían de eso las circunstancias. Porque en países como el nuestro el mando supremo no se hereda". (6).

Sin embargo, el propio Joaquín Balaguer en su libro Memorias de un Cortesano en la Era de Trujillo, dice: "la paciencia y un buen tacto se hallan más ligados en política que en ninguna otra actividad de la vida". Así fue que el resiliente Balaguer esperó, manejó y fluyó durante y después de la dictadura.

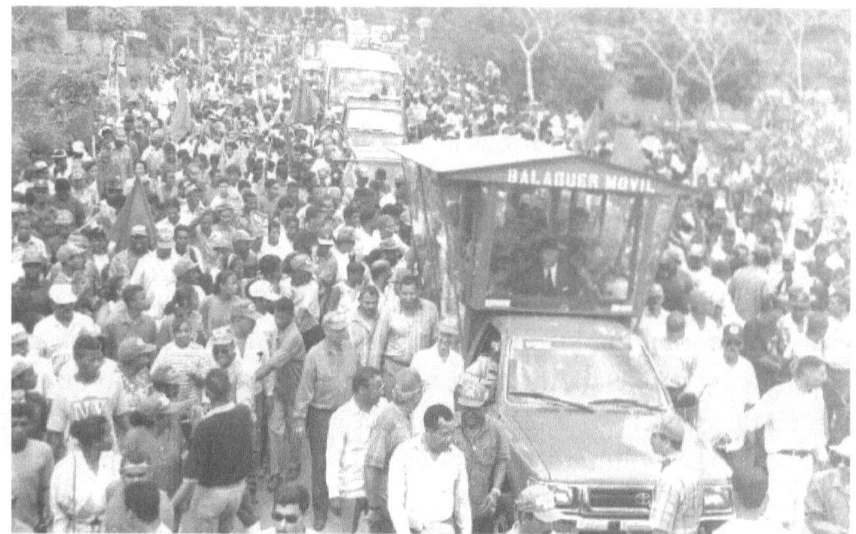

El Dr. Joaquín Balaguer como presidente y candidato en el "Balaguer Móvil"

El resiliente Balaguer enfrentaba y soportaba en las calles y esquinas las consignas más duras: "Balaguer, muñequito de papel", "Balaguer títere". Ese comportamiento, la fortaleza emocional, el cuidar la vulnerabilidad, son parte de la personalidad que deja expresar Balaguer cuando, al momento de su exilio político, en una carta dice lo siguiente:

Señor
Lic. Ángel Liz
Secretario de Estado de Justicia
Su despacho

Señor Secretario de Estado:
Antes de dejar el territorio nacional para establecer, por algún tiempo, mi residencia en el exterior cumplo el deber de dirigirme a usted para expresarle que en cualquier país

a donde me lleven los azares de mi expatriación voluntaria estaré siempre a disposición de la justicia dominicana.

Si en algún momento se desea investigar imparcialmente cualquiera de mis actos, tanto de los que realicé como funcionario civil como de los que autoricé como comandante en jefe de las Fuerzas Armadas, estaré presto a comparecer ante el tribunal correspondiente.

Fui amigo de Trujillo y no niego que desde 1930 estuve ligado a su destino por un afecto sincero. Jamás rehuiré las responsabilidades que a tal título me correspondan.

No he ambicionado el poder ni me ha cegado la sed de dinero. Ni me deslumbró jamás la altura ni me tentó nunca el peculado. El destino, más que mis propios merecimientos, me impuso una misión y la cumplí sencillamente como un modesto ciudadano. Si esa conducta, sin embargo, fuera objeto de algunas acusaciones emanadas de una autoridad responsable, inspirada en fines superiores de orden moral y que no obre bajo el impulso de bajas rencillas ni se preste de dócil instrumento a la maledicencia política me apresuraré a acudir al llamamiento de la justicia para demostrar que pasé sin mancharme sobre el inmenso charco de sangre y que permanecí por espacio de 31 años en una feria de latrocinios y de vanidades sin hacer un solo negocio, sin especular con un solo contrato y sin hacerme abogado ni accionista de ninguna de las corporaciones monopolistas que se crearon bajo el régimen recién pasado.

Le saluda con la mayor consideración,
Joaquín Balaguer

Fuente: Joaquín Balaguer. Estudio de una figura excepcional, Cabral de la Torre.
Primera edición. Editorial Opus. Año 2021
San José de las Matas, República Dominicana, pág. 371

Sin embargo, en ese exilio Balaguer mantuvo enfoque, la motivación y la búsqueda por volver al poder, formando durante ese tiempo el Partido Acción Social, para luego formar el Partido Reformista Social Cristiano.

Durante su carrera política fue 6 veces presidente, en 60 años de vida política, o sea, 31 años en la dictadura y, posterior a esta, 22 años como presidente constitucional. En cada proceso, desde la guerra de abril de 1965, y después de ganar las primeras elecciones de 1966, el Dr. Joaquín Balaguer enfrentó y manejó adversidades de todo tipo: políticas, armadas, golpes militares, guerrillas, huelgas, crisis socioeconómicas, enfermedades, pérdidas familiares, traiciones, decepciones, abandono político y conflictos dentro de su gobierno y su partido.

Muchos políticos, civiles, militares, empresarios, sindicalistas, etc. optaron por dejar o desaparecer del escenario político; otros no fluyeron en el proceso y perdieron el enfoque. Pero a los que adversaron al resiliente Balaguer, dentro y fuera de su partido, él supo controlarlos, dividirlos, combatirlos y buscar el método para llegar y mantenerse en el poder. Como decía Maquiavelo: "... si logra con acierto su fin, se tendrán por honrosos los medios", y Balaguer no escatimó en los medios, aunque fueran moralmente inaceptables o políticamente incorrectos.

Las personas resilientes saben cómo manejarse con flexibilidad, adaptarse y mantener los propósitos, metas y objetivos de la vida en medio de la tormenta, debido a que manejan el estrés, el miedo, las adversidades, las circunstancias y las confrontaciones sin perder el foco. Decía el maestro de la psiquiatría Viktor E. Frankl "el hombre que se levanta es aún más fuerte que el que no ha caído".

En los libros de neurociencia se plantea que las personas más resilientes tienen mayor equilibrio emocional frente a las situaciones de estrés y soportan mejor la presión. Es decir, el resiliente reconoce el dolor y el sufrimiento, pero aprende de él, sabe que el dolor es inevitable, pero el sufrimiento es opcional.

El maestro de la filosofía, F. Nietzsche, dijo: "quien tiene un porqué para vivir es capaz de soportar cualquier cómo". Sabemos que las razones de existir de Balaguer Ricardo eran su adicción al poder, su familia y alcanzar transcendencia político-histórica. Para alcanzar los propósitos, el resiliente sabe que en la vida hay que tener capacidad de soportar, manejar frustraciones y fracasos, es decir, aprender el arte de "dejar llegar, dejar ir, dejar pasar", aceptar perder, ceder, retirarse, ganar; es como un columpio, unas veces atrás, debajo, arriba, viviendo el día a día de forma diferente, según lo requieran las circunstancias.

Si bien no todos los políticos son resilientes, los que logran construir liderazgo y transcender (sean de derecha o izquierda), obtienen resultados exitosos. A pesar de esto, no siempre alcanzan el poder o se mantienen en él, se convierten estadistas, líderes trasformadores o de referencia dignos de imitar.

Los líderes resilientes poseen psicológicamente características diferentes en su personalidad: fortaleza emocional, sana autoestima, confianza, motivación, propósitos firmes, coraje, decisión e inteligencia emocional para adaptarse a las circunstancias y a las personas.

Los psiquiatras y psicoterapeutas hemos acompañado en diferentes procesos a personas que no saben afrontar una adversidad, manejar una crisis o vivir un proceso de duelo, ya sea pérdida humana, financiera, social, política o de grupos. Hay personas que se deprimen, se traumatizan, se descompensan, pierden los controles y padecen de un estrés post traumático que jamás superan, o no vuelven a gerenciar el conflicto de forma saludable y adaptativa.

Esa autorregulación emocional, el control por proteger la vulnerabilidad, mantener los objetivos y metas, con la seguridad de que pueden venir o llegar circunstancias favorables –optimismo–solo lo hacen los líderes resilientes.

Es decir, la resiliencia se define como la capacidad de manejar las adversidades, de aprender a sobreponerse a través de los recursos psicológicos y emocionales ante los conflictos vitales; aprender a salir bien cuando las circunstancias van mal, saber qué hacer cuando otros no saben qué hacer y no salir dañado de las adversidades.

En la resiliencia no hay vida perfecta, sin dolor y sin adversidades, como tampoco hay milagros, suerte y procesos y circunstancias favorables a determinados individuos; más bien, a las personas resilientes les ayuda su temperamento, su carácter, su inteligencia, su fortaleza emocional y su espíritu de lucha, de sentido de vida, de transcendencia y de existencia, como decía el maestro Viktor Frankl.

Joaquín Balaguer aprendió a saber qué hacer en cada circunstancia que le tocó afrontar, pero también le ayudó la patología social dominicana: los resentimientos, odio, envidia y celos que se originaban dentro de las luchas de intereses de los conservadores y liberales o revolucionarios en cada proceso histórico, político y social que se vivió en el país.

El resiliente Joaquín Balaguer tenía seguridad, control emocional, pérdida del miedo, gestión de las crisis, confianza y recursos psicológicos para salir airoso o ganancioso de cada proceso. Hacía pausas y se refugiaba en la familia, la biblioteca, los libros, el silencio, sus mascotas y su propia vida evitativa, alexitímica y esquizoide.

Una persona disfuncional se refugia en el alcohol, en drogas ilícitas, en la soledad patológica, en la depresión, en el escapismo social, en el abandono y fracaso cuando no logra los propósitos de vida.

Dicen los profesores Rick Hanson y Forest Hanson en su libro Resiliente, que, para vencer el miedo, hay que contar con recursos mayores que las amenazas que nos llegan, es decir, mayor es el miedo cuando usted no posee recursos psicoemocionales para afrontarlos. De ahí que el miedo paraliza a muchas personas, los desorganiza, los desenfoca o los hace inadaptativos; mientras que otras se enfocan, se crecen, desarrollan el coraje, la confianza y la compasión para afrontar problemas.

Joaquín Balaguer supo gerenciar muchas crisis de todo tipo, pero lo que mejor supo fue gestionar el miedo, la ira, el control de los impulsos y las emociones negativas. Para lograr todo esto le ayudaba la confianza de que conocía la psicología social dominicana, sus necesidades y carencias, sobre todo, las espirituales y políticas.

Para Rick Hanson "existe una idea fundamental en psicología y medicina, según la cual el camino que toma tu vida depende de tres factores: cómo afrontas tus problemas, cómo proteges tus vulnerabilidades y cómo incrementas tus recursos. Estos factores radican en tres lugares: tu mundo, tu cuerpo y tu mente".

El Balaguer resiliente aprendió y ganó experiencia de cada proceso y de cada adversidad. Siempre sabía qué hacer para gerenciar cada crisis. Muchas veces se victimizaba o se hacía oposición a sí mismo, o con sus decisiones creaba una circunstancia para luego obtener un beneficio político.

Una persona sin resiliencia no sabe cómo insistir, persistir o resistir para lograr los resultados a que aspira, simplemente se desenfoca, se desorganiza, o permite que las circunstancias negativas le desmotiven y termina abandonando la tarea. En la política pasa como en cualquier actividad: las personas experimentan frustraciones, pérdidas, decepciones o traiciones, de las que suelen salir dañadas o autodescalificadas, con culpa o victimizándose.

Los políticos fuertes o resilientes crean, transforman y se crecen ellos mismos, sus naciones o países, a través de cambios que ayudan a alcanzar resultados colectivos que impliquen derechos, libertades, crecimiento, equidad y bienestar social para todas las personas.

Las personas resilientes vienen de una construcción del dolor y del sufrimiento, pero no se quedan atrapados en la frustración, las traiciones ni los fracasos; más bien, los asimilan como parte de la dinámica de la vida, de los grupos y de la condición humana. Lo más transcendente en la actitud resiliente es que el individuo no salga dañado, trastornado, disfuncional o enfermo, ya que, en algunos casos, la obtención de los logros puede ir acompañada de emociones y comportamientos patologizados que desdicen de la resiliencia social y dejan constancia de la incapacidad para manejar adversidades y obtener resultados positivos en medio de la desesperanza, el caos o la confusión.

Indicadores de personas resilientes

- Aprender a manejarse en la adversidad.
- Sobreponerse a los fracasos y frustraciones.
- Mantener la calma en la tormenta emocional.
- Valora los riesgos y las consecuencias que le afecta.
- Después de una crisis vuelve a enfocarse en sus metas.
- Tiene conciencia emocional de los problemas.
- Acepta las limitaciones, posibles pérdidas y obstáculos.
- Poner en práctica la asertividad.
- Supera y se impone desafíos para obtener nuevos propósitos.
- Nunca pierde el optimismo y la esperanza.

Fuente: Claves para vencer adversidades. José Miguel Gómez. Primera edición. Año 2020. Editora Búho. Santo Domingo, R.D. Págs. 162-163

Indicadores de personas sin resiliencia para la vida

- No cuenta con habilidades y destrezas para la adversidad.
- De las frustraciones pasa al fracaso.
- Reacciona siempre de forma impulsiva.
- Pierde su enfoque ante cualquier problema.
- No mide riesgos ni consecuencias.
- Se culpa o se victimiza en la crisis.
- Abandona los propósitos y metas cuando ve obstáculos.
- Adopta conducta riesgosa o inadaptada después de una crisis o conflicto.
- Emocionalmente es inmaduro y no sabe mantener el control de sus emociones.
- Se desespera o se deprime en los problemas.
- Se niega a buscar la ayuda.

Fuente: Claves para vencer adversidades. José Miguel Gómez
Primea edición. Año 2020.Editora Búho. Santo Domingo, R.D. Págs. 162-163

Capítulo IX

Comportamiento pasivoagresivo de Balaguer

"El peor analfabeto es el analfabeto político"
Bertolt Brecht

Las decisiones y comportamientos de Joaquín Balaguer Ricardo, durante su ejercicio político y como gobernante, se debieron a conductas que estaban dentro de lo que se describe como actitudes emocionales negativas: enojo crónico, resentimiento, saber esperar, dar una respuesta después de meses, años o décadas; es decir, Balaguer no olvidaba, más bien guardaba, le daba seguimiento y, dependiendo de la utilidad o del beneficio político, manipulaba emocionalmente, a veces de forma desapercibida, incomprendida, como el de llevar a una persona a un cargo, puesto público, a un ministerio para castigarlo o desprestigiarlo. Con ese comportamiento utilizó a los adversarios políticos, a la oposición dentro y fuera de su partido y hasta a los más rabiosos enemigos, ya fueran ideológicos, militares, oligarcas, sindicalistas, profesionales, campesinos u obreros que le adversaron. Balaguer se la desquitó, o se la cobró a su manera, pero logró lo que más le tranquilizaba: tener el control, la sumisión, el silencio o la incondicionalidad de la persona.

Las personas de comportamiento pasivo–agresivo son de tendencia a la introversión, a la timidez y al control de sus emociones. Sus reacciones son tardías, se acompañan de una respuesta que puede durar años, meses o semanas, pero siempre responden. Viven guardando, callan y planifican para luego morder a su presa como el alacrán.

El resentimiento como expresión de estar dolido y no olvidar, sigue el norte del pasivo–agresivo; almacenan emociones negativas, sus ideas y desacuerdos no los confrontan, ni defienden de forma militante, pero son coherentes en sus pensamientos y decisiones. Su tendencia es a personalizar los conflictos, pero como no lo expresa, parece indiferente, frío y distante, como si no se diera por aludido, sin embargo, puede reaccionar con una respuesta afectiva, emocional, caracterizada por desapego, apatía y desprecio. Pocas veces se torna agresivo o violento con sus adversarios o enemigos.

Las personas cercanas a Balaguer se confundían cuando recibía y nombraba a un adversario rabioso y confrontativo en su gobierno, o lo imponía para una senaduría, diputación o alcaldía, mientras simuladamente reía, callaba o se mantenía como un ser frágil, bondadoso y pusilánime. Sin embargo, planificaba la respuesta, mandaba una señal, enemistaba y golpeaba moralmente, o sembraba envidia, celos y distanciamiento entre partido o familia. Así dividía, creaba desacuerdos e intrigas en el poder, que manejaba a su discreción.

Balaguer Ricardo parecía un buen pescador: tenía paciencia, calma, tolerancia, prudencia, perseverancia y con ello lograba el objetivo de atrapar a su presa.

Don Augusto Lora: controlado y anulado por Balaguer

Fue su primer vicepresidente; desde el inicio del partido en el exilio, en la ciudad de Nueva York, Augusto Lora empezó a organizar en todo el país provincia por provincia al partido. Lora había establecido un acuerdo con Balaguer, que consistía en que

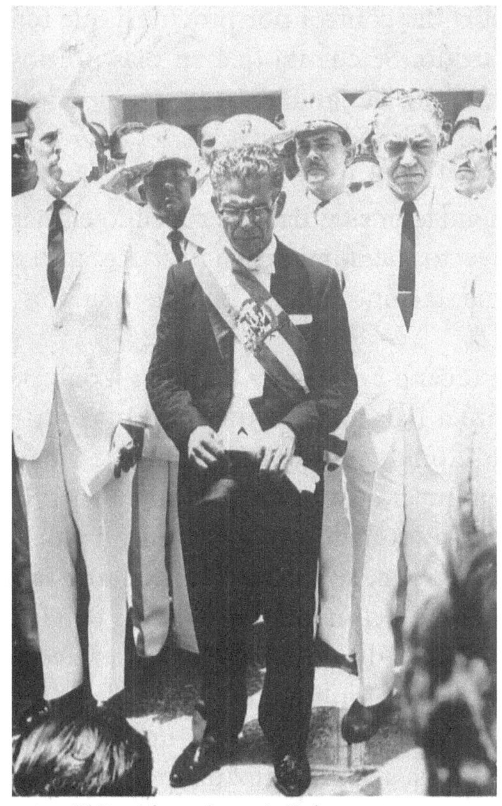

El Presidente Joaquín Balaguer, junto
al Lic. Francisco Augusto Lora y el Dr. Garcia Godoy

él apoyaba a Balaguer en las elecciones del 1966 y este último
le apoyaría a él en el próximo periodo. "Apenas días antes de su
juramentación y contestando en su residencia a una pregunta
periodística en el sentido de si él había consultado con Augusto
Lora, vicepresidente electo, los nombramientos de los miembros
del gabinete, respondió con la fuerza y rapidez del rayo, con sig-
nos evidentes de molestia en el rostro: "yo no tengo que consultar
a nadie, solo consulto con mi almohada" le dio al país una buena
clarinada". (1)

Balaguer sabía del control por provincia que tenía Lora de los cuadros del partido. Se cuenta que en días previos a la toma de posesión, en su retiro de Jarabacoa, Balaguer le solicitó a su vicepresidente electo la lista de los candidatos a ser nombrados como gobernadores en las 28 provincias del país, este entregó la lista con sus recomendaciones y Balaguer recibió el mapa político del acariciado proyecto sucesoral de Augusto Lora. El día 1 de junio, día de la juramentación, designó 28 gobernadoras en las provincias del país. (2)

En 1970 le tocaría a Balaguer apoyar a Lora, pero este, desde 1969, confrontó a Balaguer y armó un frente anti reeleccionista. El 31 de agosto Lora le sugirió públicamente a Balaguer que ambos debían "renunciar a su participación en las próximas elecciones". Balaguer, cuestionado por el Listín Diario, que lo publicó el día 1 de septiembre, se limitó a contestar: "lamento mucho, pero no tengo ningún comentario sobre ese tema", apunta Víctor Gómez Bergés. Pocos días después, Balaguer decía: "yo, señores, no me imagino ser el hombre que más vale en este país; pero me acuerdo siempre de aquel cuento de un aldeano holandés que, yendo de viaje, decía a sus acompañantes que "no es bueno cambiar de caballo cuando se está vadeando un río". Para 1970, el escogido para candidato vicepresidencial fue Carlos Goico Morales, quedando fuera Augusto Lora, quien pasó a formar un frente con Wessin y Wessin, donde participaron el MIDA, PQD, MNJ y MCN.

Pasaron décadas del distanciamiento entre Balaguer y Lora, pero, al volver el primero al poder, tras ganar las elecciones de 1986, lo designó secretario sin cartera, el 2 de marzo del mismo año. (1)

Sin embargo, en 1974 Balaguer le había cobrado a Lora otro golpe, sustituyendo a su cuñado, Luis Mercado, como embajador de España y nombrando a Anselmo Paulino Álvarez, un trujillista conocido y amigo del presidente. Esa conducta pasivo–agresiva la jugó con Lora en toda la carrera política desde 1966 hasta el 1986; nunca dejó de darle seguimiento, aun cuando este no representaba ningún peligro para su ascenso y permanencia en el poder. Su trato contra él y sus seguidores fue frontal.

Balaguer: controla, silencia y anula a Fernando Álvarez Bogaert

"Quien tiene un porqué para vivir es capaz
de soportar cualquier cómo"
Nietzsche

El país se estremeció con aquella frase, rabiosa, tocando madera y señalando con el dedo índice: "si tocas esa tecla te hundes, te hundes" le decía Balaguer a Fernando Álvarez sin mencionar su nombre. De ahí en adelante Bogaert se fue a su casa, se retiró de la política, se cayó para siempre y se anuló políticamente.

A Fernando Álvarez Bogaert, un coronel de la FAD que le secuestró y torturó en un avión, le puso la pistola en la cabeza mientras le decía "cualquiera te tira al mar"; Bogaert, dentro de su ira y su rabia, pudo contestarle "solo le renuncio a Balaguer". Después lo tuvieron bajo arresto hasta que renunciara a la vicepresidencia que había ganado en una asamblea en el partido reformista.

Lo pusieron a renunciar, pero como son las circunstancias y la mala suerte, dos semanas después, perdieron las elecciones de 1978. El Dr. Balaguer le dijo a los reformistas, dando manotazo y con su voz firme y a puro pulmón como buen orador: "no llorar como mujer lo que no supieron defender como hombre" recordando la leyenda del rey Boabdil de Granada.

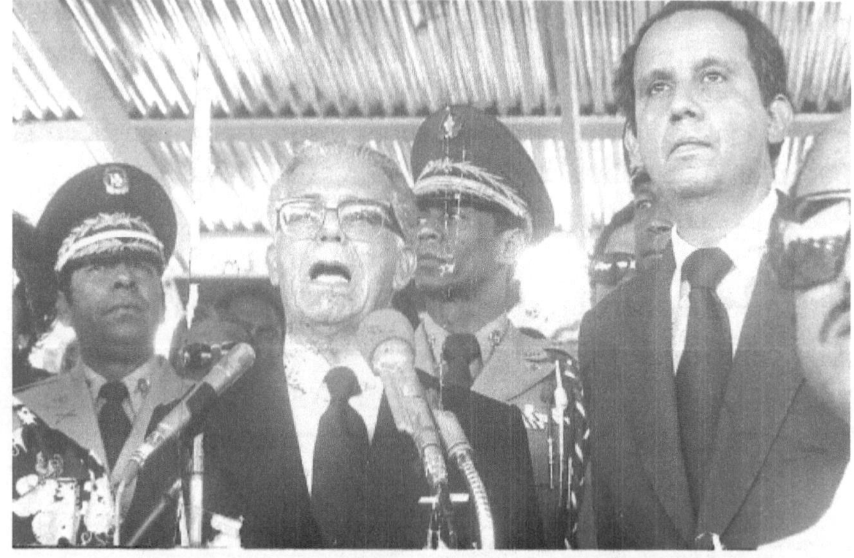

El Presidente Joaquín Balaguer y el Lic. Fernando Álvarez Bogart

Pienso que Balaguer nunca le perdonó que siendo ministro de agricultura en 1966 apoyara a Francisco Lora, o que fuera independiente en sus decisiones o comentarios económicos, o que se atreviera en dos ocasiones a desafiarlo en una asamblea dentro de su propio partido. En 1978 y 1982, las dos veces que aspiró a vicepresidente, el Dr. Balaguer le negó la oportunidad o le hizo renunciar; cosas del destino, las dos veces Balaguer perdió las elecciones. Las acumulaciones de las actitudes emocionales negativas, los conflictos, los chismes y las intrigas de la patología política, le dividieron del poder; los militares, la oposición, y las conductas pasivo–agresivas produjeron la frase: "si tocas esa tecla te hundes, te hundes".

Para 1994, Fernando Álvarez acompañaba a José Francisco Peña Gómez a la vicepresidencia, y mientras, Balaguer le daba seguimiento. Al no ganar ningún candidato en primera vuelta, se presentó una crisis política, pero en el fondo Balaguer no aceptaba a Álvarez Bogaert como vicepresidente. Se dice que ya Balaguer tenía la noticia de que Peña Gómez padecía de cáncer en el estómago y que no alcanzaría a agotar los 4 años del periodo presidencial, por lo que le propuso a Peña Gómez, a través de comisiones, que podía no ser obstáculo para su triunfo, siempre que sustituyera a Álvarez de la vicepresidencia. Peña Gómez decidió mantener a Álvarez Bogaert y, como resultado, Balaguer apoyó al PLD en un frente patriótico, acuñando la frase "el camino malo está cerrado, cerrado para siempre".

Como pueden reflexionar, Balaguer nunca olvida ni perdona; se la cobró a Fernando Álvarez como todo pasivo–agresivo, y así evitaba que tanto Peña Gómez como este llegaran al poder.

Álvarez y Balaguer habían tenido confrontaciones y diferencias políticas, debido, principalmente, a que el primero apoyó a Augusto Lora y sus aspiraciones por varios años de obtener la candidatura vicepresidencial o presidencial. Sin embargo, lo que lo llevó a activar los servicios de seguridad del Estado en la persecución y seguimiento contra Álvarez Bogaert, a intervenirle teléfono, seguridad militar en la casa, perseguirlo donde quiera que iba, investigar con quién hablaba o a quién visitaba, aplicando una estrategia de terror al estilo de Trujillo y el SIM, fue una amenaza que podía afectar la integridad de su familia, y que el presidente nunca le perdonó.

El país no entendía los motivos de Balaguer contra Bogaert, ni la oposición, ni los reformistas, pero tampoco la prensa, que buscaba la información de la que nadie hablaba. Solo se sabía del silencio de ambos, de los cercanos y distantes de ambas familias.

El tema no era político, ni económico, ni por diferencias en el partido, esas cosas las vivía, las digería Balaguer y sin que le produjeran indigestión. Se dice que Fernando Álvarez Bogaert había amenazado con hablar de la corrupción del gobierno, al igual que le hicieron a él, que lo habían denunciado y acusado por malversación y corrupción en el Consejo Estatal del Azúcar (CEA) cuando fue administrador, denuncia que realizó el profesor Juan Bosch, no Balaguer.

Álvarez había tenido la intención de hablar de corrupción, pero de una corrupción íntima, cercana a Balaguer: pensaba denunciar corrupción en la cruzada de amor y supervisión de obras del Estado que había estado doña Emma Balaguer, la hermana preferida, más cercana a Joaquín Balaguer, y eso era algo que no toleraba el presidente; nadie podía hablar de su honor, su moral o dignidad, pero tampoco de su honorable familia a la que cuidaba y era, además del poder, su única razón de vivir, su madre y sus siete hermanas.

Joaquín Balaguer había dado testimonio de piel sensible y no aceptación rabiosa de que se ponga en duda su integridad moral; lo hizo contra Trujillo, cuando intentaron acusarlo en el Foro Público, le renunció y confrontó en el periódico El Caribe por la calumnia y difamación en su contra.

Balaguer podía ser políticamente incorrecto, pero moralmente era un hombre correcto, honesto, y lo demostró como ministro de Trujillo Molina y las veces que fue presidente de la República, comportándose como un hombre pulcro, que nunca aceptó dinero, ni le interesaba las cosas materiales, ni para sí mismo ni para su familia.

La vulnerabilidad principal y única de Balaguer era que le tocaran su honor o el de su familia. Fue al enterarse de que su ahora oponente tenía esa intención de mencionar a Doña Emma Balaguer, que sonó a todo pulmón, con el corazón a mil y las venas dilatadas, con voz firme y semblante duro: "si tocas esa tecla te hundes, te hundes para siempre". Fernando Álvarez Bogaert sabía y había vivido el terror y la persecución, decidió retirarse, nunca lo negó ni lo aceptó como válido, nunca se ha referido ni en público ni en privado a este tema. La información se quedó entre los más cercanos de la casa, en la intimidad política, no se volvió a hablar del tema, tratado como un silencio de Estado, hasta el día de hoy.

Como se ha señalado, años después Fernando Álvarez Bogaert, desde otra parcela política (el PRD), formó, junto a José Francisco Peña Gómez, el binomio Peña–Bogaert para las elecciones de 1994, siendo Bogaert el candidato a la vicepresidencia.

Durante la campaña electoral, Balaguer logró que los conservadores leales a él activaran una propaganda de antihaitianismo, de racismo y de alarma de alto peligro para el país, debido a los orígenes haitianos de Peña Gómez y por su color de piel, mientras que dentro del PRD otros grupos se oponían a la vicepresidencia por la falta de militancia de Bogaert, sus orígenes reformistas y su pasado político.

En el fondo, Balaguer no olvidaba y guardaba rencor y resentimiento contra su enemigo "personal" Álvarez Bogaert.

Aunque Peña Gómez sentía la presión de los dirigentes del PRD diciéndoles que Balaguer no quería ni aceptaría a Bogaert en la presidencia, Peña imponía como quiera a Fernando aunque no llegara al poder. José Francisco Peña Gómez era víctima de la lealtad invisible, y no podía quitar de la boleta electoral a Fernando Álvarez Bogaert (su hermano blanco, como él decía), porque fue la familia, los padres de Bogaert quienes le dieron apoyo, techo, alimento y educación por varios años; esa gratitud vivía en el espíritu, memoria y existencia de Peña Gómez. A propósito de la lealtad invisible, refiere Beszormny–Nagy: "el concepto de lealtad invisible multipersonal implica la existencia de expectativas estructurales de grupo en relación con los cuales todos adquieren un compromiso; su marco de referencia es la confianza, el mérito, el compromiso y la acción".

Así funcionaba Peña Gómez en su comportamiento social, le pasó cuando aceptó la sindicatura del PRD por la capital, sacrificándose por los conflictos del partido y luego aceptando imponer a Álvarez Bogaert en la candidatura a la vicepresidencia.

Es decir, la gratitud desproporcionada y la lealtad invisible llevaron a Peña Gómez a una conducta de victimización al mantener a Bogaert, hasta sacrificarse y perder las elecciones en la segunda vuelta electoral de 1996.

En ese periodo, el Dr. Balaguer ponía en práctica su comportamiento pasivo–agresivo en tres frentes: contra Peña; de forma rencorosa e inmisericorde contra Álvarez Bogaert y, al mismo tiempo, contra su vicepresidente y candidato a la presidencia de su partido, Jacinto Peynado.

Walter Mischel dijo: "la incapacidad para retrasar las gratificaciones puede tener efectos negativos potenciales bastantes importantes", o como dijera el maestro Carl Jung: "yo no soy lo que me sucedió, yo soy lo que elegí ser". De manera que, tanto Peynado como Bogaert fueron corresponsables de los resultados obtenidos en sus carreras políticas, pues ambos permitieron que Balaguer los manejara o utilizara y les configurara sus propios destinos políticos.

"El fraude electoral de 1994 y la solución pragmática que se acordó no solo llamaron la atención internacional, sino que propiciaron la salida del poder del Dr. Joaquín Balaguer dos años después, dando así fin a sus diez años consecutivos de gobierno y también a su carrera política como presidente". (1)

Como pueden observar, el comportamiento pasivo–agresivo de Balaguer, terminó con sus víctimas, pero las consecuencias también le tocarían a él y a su partido.

Balaguer y el vicepresidente Goico Morales

Carlos Rafael Goico Morales fue vicepresidente en varios periodos de la presidencia con Joaquín Balaguer. Tenía el mejor perfil para un vicepresidente: un hombre honesto, de trabajo, sin aspiraciones políticas, sin fuerza en el partido ni en ninguna provincia, hablaba poco, leal, sincero, sin protagonismo y que no confrontaba ni hablaba las cosas del Estado ni del partido. O sea, alguien que hacía su trabajo, pero no hacía sombra ni aspiraba a la presidencia.

Balaguer y Goico Morales no tuvieron confrontación ni conflictos en el gobierno; en 1978, en una conflictiva Asamblea del partido Reformista, donde hubo corte de luz, confrontaciones y el candidato a la vicepresidencia era Fernando Álvarez Bogaert, Balaguer hizo renunciar a Bogaert y volvió a escoger a Goico Morales a la vice presidencia, faltando pocos días para las elecciones.

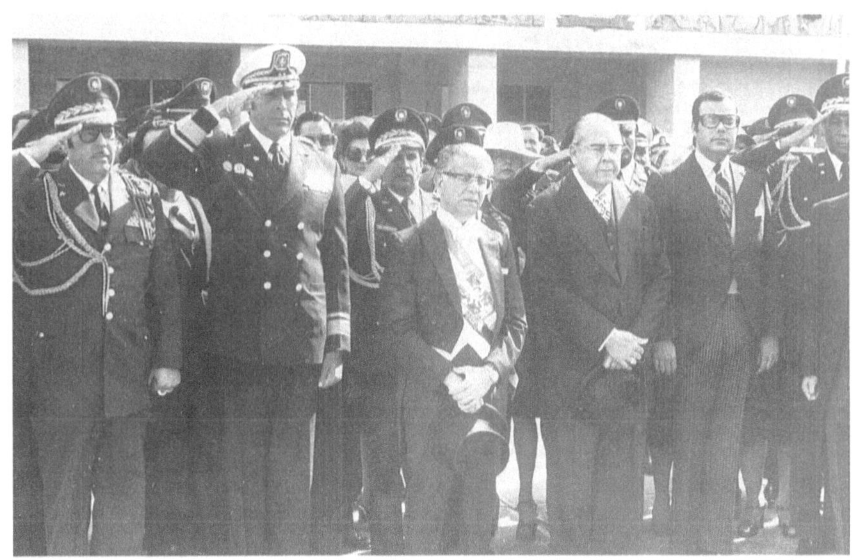

El Presidente Joaquín Balaguer junto al vicepresidente Lic. Rafael Goico Morales y el Lic. Víctor Gómez Berges

Años después, Goico Morales daba unas informaciones a la prensa en su casa y se había reunido con algunos amigos de la oposición, a lo que Balaguer respondió en un mitin: "se hizo pupú fuera del cajón". Risa y vitoreo para el Dr. Balaguer, que nunca se refirió a quien iba la frase, pero los reformistas sí lo sabían.

Balaguer: controló y anuló a Víctor Gómez Bergés

> *"El privilegio de toda una vida es convertirse*
> *en quien realmente eres"*
> Carl Jung

Víctor Gómez Bergés fue de los políticos al lado de Balaguer Ricardo que más sufrió los comportamientos pasivo-agresivos de este. Fue al que más estimulaba y le dio oportunidad para la formación del Movimiento Nacional de la Juventud, para que lo organizara a nivel nacional, creando cuadros y una maquinaria electoral en todo el país, logrando organizar cientos de jóvenes profesionales de todos los estratos sociales.

Víctor y Fernando Álvarez fueron los dos jóvenes políticos que más activismo desarrollaron dentro del partido Reformista y los que más notoriedad alcanzaron en los medios como funcionarios de los gobiernos de Joaquín Balaguer.

Gómez Bergés apoyó siempre a Balaguer en diferentes períodos electorales; con el MNJ logró llevar en su boleta electoral la candidatura de Balaguer. Es más, Balaguer lo estimuló, le reforzaba y le reconocía por su trabajo político y la necesidad de impulsar a la juventud.

Balaguer le daba luz verde en sus ideas y propósitos, Víctor Gómez no conocía el egocentrismo de Balaguer, el nivel de celos y personalismo con que cuidaba su carrera política ni el comportamiento pasivo-agresivo del presidente.

Cuando Víctor Gómez anunció su aspiración a la OEA, Balaguer le dejó que buscara los votos, fuera a cada país, hiciera contacto con cada canciller. Al final, cuando Gómez Bergés tenía las elecciones casi ganadas, Balaguer puso en acción las medidas para que no pasara. "Balaguer dictó el decreto no. 841 la noche del miércoles 7 de mayo 1975, horas antes del inicio de los trabajos de la Asamblea de la OEA donde se iba a elegir el nuevo secretario general de ese organismo". A partir del 8 de mayo, el general Neit Nivar Seijas quedaba designado jefe de la Policía Nacional. Con este decreto, el presidente creó una crisis militar como estrategia de repercusión nacional e internacional, incidiendo en la asamblea de la OEA. Los militares de alto mando le renunciaron. Se habló de un golpe de Estado, ya que entre los renunciantes se encontraban el contralmirante Ramón Emilio Jiménez, secretario de Las Fuerzas Armadas; Enrique Pérez y Pérez, y General Salvador Lluberes Montás, militares enemigos, confrontados y divididos por el mismo Balaguer como forma de mantenerse en el poder, tener el control, desarmar y desarticular el poder que tenían los jerarcas militares, a quienes él mismo había identificado como "los incontrolables".

Esa crisis la creó Balaguer, al mismo tiempo que ordenaba a Ramón A. Castillo viajar a Washington para poner en licencia a Víctor Gómez Bergés, para que no ganara la Asamblea a la OEA, que parecía que tenía los votos de cada país, refiere Víctor Gómez Bergés en su libro Balaguer y yo: la historia. (1)

Refiriéndose a Balaguer, Gómez Bergés dice: "quien conoció a Balaguer –a base de trato personal y colaboración política– hasta donde se podía conocer las insondables complejidades de su pensamiento y se dedicó al estudio de su personalidad, consciente de que se trataba de un hombre excepcional en inteligencia y cultura, sagacidad, manipulación y honestidad, valor personal, egoísmo, celos políticos y astucia, aprovechados de situaciones para su beneficio político, frialdad, paciencia, discreción, extraído todo esto, además de la lectura de sus obras, desde Salmos Paganos (1920) hasta la raza inglesa (2001), por sus conversaciones íntimas y privadas sobre asuntos de Estado y conflictos militares, por el profundo conocimiento que tuvo de las familias dominicanas y la psicología de su pueblo, el dominio de nuestra historia, como sus más relevantes atributos, comprenderá, con la lectura de estos capítulos particularmente, por qué un dominicano no alcanzó la posición más alta de la diplomacia continental en 1975, concluye Gómez Bergés. (2)

En su momento, Gómez Bergés no llegó a comprender el comportamiento pasivo–agresivo de Joaquín Balaguer, que guardaba, almacenaba en su memoria y sentimientos las confrontaciones, los desacuerdos, y que registraba como un desafío el que alguien no hubiera hecho lo que él quería, para cobrárselo en meses, años o décadas, pero siempre, tarde o temprano, Balaguer se salía con la suya.

Después de eso, para rematar, Gómez Bergés se entera de que en una visita que se le dedicó a Alejandro Orfila la noche del 28 de julio 1976, como secretaria general de la OEA, Balaguer le manifestó a este: "usted siempre fue mi candidato".

Aplicando un poco el estilo de Trujillo, y en consonancia con su comportamiento pasivo–agresivo, frío y calculador, Balaguer, quien no iba a fiestas, se apareció al cumpleaños 80 del padre de Víctor Gómez Bergés para saludarlo, verle la cara a la familia y, más tarde, designar a Gómez Bergés como secretario de Estado sin cartera, y dejarlo en un silencio, sin consultarlo, ni verle en el palacio, como hizo con Lora.

Balaguer: controló, anuló y despreció a Jacinto Peynado, su vicepresidente

"Nuestra mayor libertad es la libertad de elegir nuestra actitud"
Vicktor E Frankl

En cada estación, en cada parada y en cada circunstancia, Balaguer elegía una frase donde proyectaba su personalidad y sentimiento, como la del 1996: "el camino malo está cerrado, cerrado definitivamente". Esta frase era el anuncio de que le cerraba el paso a Fernando Álvarez Bogaert, a Peña Gómez y a Jacinto Peynado, como antecedente y reflejo de la crisis del 1994, cuando perdió las elecciones frente al Dr. Peña Gómez, y la posterior firma del famoso pacto por la democracia, del 10 de agosto de 1994, para plantear el 2+2, propuesto por el PLD. Balaguer al final, junto con el PLD, terminó engañando a Peña Gómez. Recordemos que décadas antes, en 1966, esos acuerdos de un periodo yo y luego uno tú se los propuso a Francisco A. Lora, para luego desconocerlos y negarlos. Balaguer volvía a repetir los mismos comportamientos pasivo–agresivos, esta vez contra Peña Gómez.

Jacinto Peynado había sido vicepresidente del Dr. Balaguer en 1994, y se impuso en una asamblea en el Partido Reformista para candidato presidencial en 1996. Peynado, un empresario conocido, trató de levantar vuelo independiente, invirtiendo dinero, creando grupos dentro del partido Reformista, creyendo que sustituiría al viejo, ciego y limitado Joaquín Balaguer. Pero Peynado, como Fernando Álvarez y Gómez Bergés no conocía la personalidad, el comportamiento pasivo – agresivo de Balaguer; además de que Jacinto hablaba mucho, no era discreto, comentaba sus planes, y en diferentes grupos había manifestado el deseo de desplazar a Balaguer.

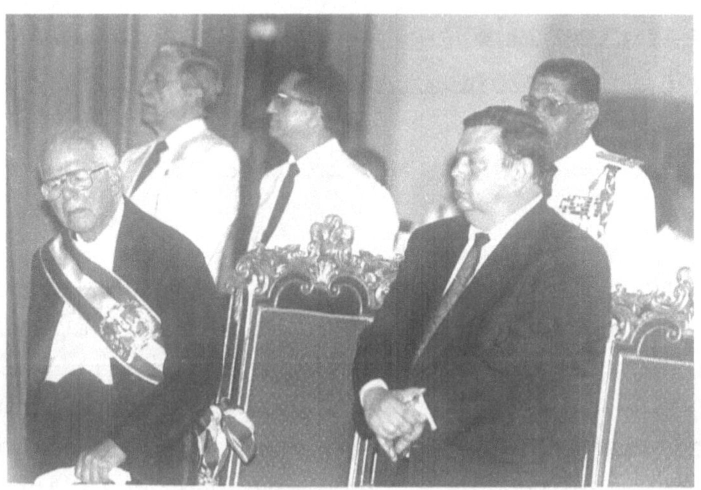

El Presidente Dr. Joaquín Balaguer
y el vicepresidente Lic. Jacinto Peynado

Jacinto Peynado, como referí, ganó la Asamblea y escogió su candidata a la vicepresidencia, Maribel Gassó. Se dice que Balaguer le había sugerido esperar para buscar un candidato de Santiago, pero Jacinto era independiente, impulsivo y decidió confrontar a Balaguer. El resultado fue que Balaguer no votó en la primera vuelta por su partido ni por su candidato Jacinto, y en un mitin del partido en plena campaña, en un enredo de lengua, dijo, "a votar morado" así destruía a Jacinto Peynado. El país, los reformistas que seguían a Jacinto no entendían como Balaguer prefería el "comunismo del PLD", se contradecía el Balaguer anticomunista, por qué el desprecio contra Peynado y su partido. Al mismo tiempo Mota Ruiz, jefe de grupo "Lo que diga Balaguer", había puesto un letrero por meses en el frente de la casa de Balaguer "mientras Balaguer respire, que nadie aspire" ¡oh Dios!, cuánta maldad decían los jacintistas y reformistas.

El Balaguer pasivo–agresivo almacenaba los recuerdos y las huellas somáticas en su cerebro. En 1932 Balaguer publicó en España su libro "Trujillo y su obra" (que le hizo caer en desgracia con el jefe y pasar momentos amargos, por los motivos anteriormente explicados). Para la publicación del texto, el funcionario y escritor solicitó al gobierno, vía don Jacinto Peynado, entonces secretario de Estado de la Presidencia, una ayuda de 300 dólares: "don Jacinto B. Peynado, quiso, con dejar de los celos de burócrata, en la correspondencia fechada del 26 de marzo 1934 y por lo cual el cheque comprometido, aprovechar la masiva para transmitir al mismo un mensaje subyacente en que esperaba lo captara el destinatario, al que más adelante referimos: "el honorable presidente tiene de usted un concepto justo y elevado y siempre lo cree amigo sincero, leal y entusiasta, y así me encarga manifestárselo". (1)

Además, en los conflictos de Balaguer con Washington, siendo Peynado vicepresidente, viajó con una comitiva enviada por el presidente, pero dio informaciones no correctas: "Peynado afirmó que el presidente dominicano le había tratado dicho tema por teléfono ese mismo día y que este contemplaba solicitar a los técnicos de Naciones Unidas que estaban en el país se oponían sobre la asistencia técnica, y añadió que, a pesar de que mucha gente no creía en él, Balaguer era fiel a su compromiso. (2)

Todo el proceso político-electoral y de crisis de 1990 al 1994 había limitado bastante físicamente a un Joaquín Balaguer ciego, enfermo, con los dolores y la flebitis en las piernas, pero no así a su mente, su personalidad, ni su adicción al poder. El escenario político era muy complejo, pero para una personalidad pasivo-agresiva seguía siendo calmado, debido a que se activan, se crecen y ponen en funcionamiento sus habilidades cuanto mayor sea su nivel de estrés.

Balaguer tenía el tablero en desafío: Álvarez Bogaert como vicepresidente de Peña Gómez, el partido reformista a Jacinto Peynado, Juan Bosch limitado e incapacitado por su Demencia tipo Alzhéimer. Jancito Peynado, había perdido en primera vuelta, pero se negó a firmar el pacto del frente patriótico, dolido con

Balaguer, que lo había maltratado y que no votó ni hizo campaña en la primera vuelta por su partido. Joaquín Balaguer decidió apoyar al PLD para detener a su enemigo Álvarez Bogaert, así se llevó a Jacinto, engañó a Peña Gómez, no dejó que pasara Álvarez Bogaert, arrastró a Bosch a terminar mal su historia política, y lograba terminar limpiando su historia con los liberales y progresistas de la juventud del PLD. Sin embargo, nadie parecía entender el comportamiento pasivo-agresivo de Joaquín Balaguer y el frente patriótico; Al llegar a la casa, Balaguer vestido de negro, con el sombrero en la mano, sacudiendo el calor, y sentado en su mecedora escucha a Mota Ruiz decir: "caramba, presidente, terminaremos en manos de los comunistas", "caramba, entregamos el poder a esos enemigos, sin uno saber qué puedan hacer" y volvió a repetir lo mismo cuando Balaguer tronó: "denles tiempo a esos muchachos para que vean que no son comunistas, denles tiempo"; allí volvió la calma, así manejó, controló, anuló y utilizó Balaguer a cada quien, donde él quería, como él quería, para lo que él quería; pero no lo entendieron. Así decidió terminar, para ser recordado, admirado y copiado; pero jamás volvió a prestar su sombrero para otra ocasión. Balaguer demostraba oposición aun aparentando ser víctima o dando demostración de su desprendimiento en no exigir nada a cambio; él sabía que su propósito era controlar, manipular, impedir o atajar a sus enemigos o adversarios políticos, pero siempre protegiendo sus vulnerabilidades, para terminar como él quería ser recordado.

Balaguer: cómo confrontó, y controló a los militares

Sartre dijo una frase: "cada hombre es lo que hace con lo que hicieron de él". Joaquín Balaguer viene de un aprendizaje psicosocial, político y militar de socializar por 31 años de la dictadura de Rafael Leónidas Trujillo Molina, un dictador y militar que supo manejar a los hombres y a la guardia. Aprendió Balaguer a utilizar, humillar y disponer de los hombres militares a través de favores, de la asignación del rango, del dinero, de darle poder y prestigio, pero también de indisponerlos y dividirlos. Balaguer comprendía y conocía bien lo que era la cultura del favor: "si quieres saber quién es Nandito, dale un carguito". Sabía que los militares proceden de origen humilde y de estrato social bajo, y de regiones pobres; la movilidad social más rápida en República Dominicana legalmente es la política y la carrera militar. Lo sabía muy bien Balaguer, como Trujillo Molina en menos de 12 años logró una carrera ascendente hasta llegar a Generalísimo.

Además, Balaguer había sentido en la propia piel la participación de los militares en el magnicidio contra su jefe Trujillo Molina. Como decía Jhony Abbes: "yo cuidaba al jefe de sus enemigos, no de los amigos" cuando Ramfis le reclamaba que no cuidó al viejo.

A Balaguer le tocó asumir la crisis de los militares que habían participado en el asesinato contra Trujillo, manejar a Petán, Negro y Ramfis, que tenían el uniforme militar, pero no tenían la vocación ni el carácter de militares. Supo manejar a Ramfis, asignándole poder a su llegada de París como jefe de Estado Mayor General conjunto de las Fuerzas de Aire, Mar y Tierra. Además, sabía cómo se ejecutó el consejo de guerra contra el Mayor General José René Ramón Fernández, que había participado en el complot contra el dictador Trujillo Molina.

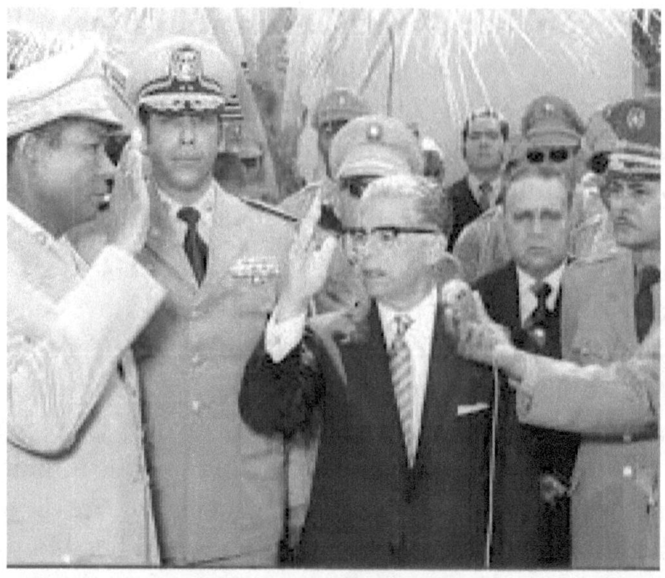

El Presidente Joaquín Balaguer con los militares, juramentando al
general Enrique Pérez y Pérez

Balaguer tenía la experiencia de cómo los militares habían participado en el golpe de Estado contra el presidente Juan Bosch. Sabía y había vivido la historia del comportamiento político y social de los militares dominicanos en toda su historia, conflicto y circunstancia.

Joaquín Balaguer conocía la idiosincrasia de la vida militar, social y política; pero también conocía y olfateaba el manejo de los civiles con los militares y los militares con los civiles, cuando estos ocupaban puestos como ministros, que se creían militares, y de los militares en cargos civiles que se creían políticos.

Era evidente que los militares en los gobiernos de Balaguer de 1966 al 1978 ocuparon posiciones de mando, en lo militar, político, económico y social. Fue tanto así que Balaguer les llamaba "los incontrolables de su gobierno". Producto del poder para traspasar la armería "fábrica de armas de San Cristóbal a favor de compañía por acciones, había civiles y militares. Balaguer al enterarse de eso, utilizó la expresión: "son insaciables, son insaciables, son insaciables"; según describe Víctor Gómez Bergés en su libro: Balaguer y yo: La historia, pág. 344.

Como se vio en un capítulo anterior, en 1975, para impedir que Gómez Bergés ganara la OEA, Balaguer creó una crisis con los militares al nombrar como jefe de la Policía Nacional al General Nivar Seijas. La renuncia de los altos mandos no se hizo esperar. A continuación la carta de los renunciantes:

"Su excelencia Dr. Joaquín Balaguer

Honorable señor presidente y comandante en jefe de las Fuerzas Armadas y la Policía Nacional

Su despacho

Excelentísimo Señor presidente:

Respetuosamente hacemos llegar a su excelencia nuestra decisión de renunciar a partir de este momento de los cargos de secretario de Estado de las Fuerzas Armadas y jefe del Estado Mayor de la Marina Aérea respectivamente, por no estar de acuerdo con decisiones que han sido tomadas últimamente.

Ramón Emilio Jiménez, secretario de Estado de las Fuerzas Armadas;

General de brigada Salvador Lluberes Montás, jefe de Estado Mayor de la Fuerza Aérea;

Mayor General Enrique Pérez y Pérez, jefe de Estado Mayor del Ejército Nacional

Manuel Arturo Logroño Contín, jefe de Estado Mayor de la Marina de Guerra."

Reproducida por cable de UPI de 10 de mayo 1975, procedente de Santo Domingo (3) Víctor Gómez Bergés, Balaguer y yo: la Historia, tomo II, Editora Centenario, S. R. L., página 247.

Esa crisis Balaguer la manejó por unos días en silencio, apático, indiferente, pero calculando la estrategia y táctica de cómo iba a lograr sus propósitos, como todo un pasivo-agresivo.

"En tres semanas, Balaguer designó mediante decreto no. 946 al general Enrique Pérez y Pérez, secretario de Estado de Interior y Policía; al contralmirante Ramón Emilio Jiménez Reyes, secretario de Estado de Relaciones Exteriores y al general Salvador Lluberes Montás –de quien más recelaba Balaguer– administrador general de Molinos Dominicanos. De esa manera neutralizó las principales figuras militares, a la vez que los alejaba de los cuarteles"; según describe Víctor Gómez Bergés en su libro.

El segundo manejo de conflicto con militares por parte de Balaguer se dio en las elecciones de 1978, cuando Balaguer las perdió del PRD y don Antonio Guzmán Fernández, donde se originó un "fallo histórico", paralización de votos, robo de urnas, militares interviniendo juntas municipales, provinciales y la Junta Central Electoral.

Balaguer se opuso a ese "golpe de Estado", le pidió a los militares más leales cumplir con la Constitución y respetar a la Junta Central Electoral: "llamó a los altos oficiales que le siguieron leales y no pensaron en sustituirlo –ni siquiera cuando en mayo de 1975 renunciaron los generales Enrique Pérez y Pérez, Ramón Emilio Jiménez, Marco Antonio Balaguer Moreno, Salvador Lluberes Montás, Guarionex Estrella Sadhalá, Santos Mélido Marte Pichardo, César Gil García, Frank Amiama Castillo– y los instruyó para que apoyaran a Guzmán y a la constitucionalidad. Los militares políticos encabezados por Nivar Seijas, que crearon la crisis, no tuvieron más alternativa que aceptar el triunfo de Guzmán y el PRD". (4)

Sin embargo, con el "fallo histórico del 1978" le quitaron al PRD cuatro senadurías, resultando el partido Reformista con mayoría en el senado y el control del Poder Judicial. La pregunta:

¿fue en verdad una crisis de los militares, o fue otra jugada estratégica de Balaguer? Balaguer no quería terminar que lo vieran como golpista, pero logró quedar con algo de la crisis.

Balaguer manejó al General Wessin a su antojo en plena televisión, para que el país le viera y le escuchara dijo: "es un conspirador impenitente" "un conspirador". Así mandaba una señal a los otros militares, humillaba a Wessin, pero años posteriores lo designaba en Interior y Policía, luego lo reingresó a la Fuerza Armada como secretario de Estado de las Fuerzas Armadas.

A cada militar lo tenía para un propósito y con un fin, para resolver problemas: Pérez y Pérez controlaba y anulaba a la izquierda revolucionaria, junto a Ramón Pérez Martínez, al capitán Núñez y la Banda Colorá, una acción militar–civil que creaba el terror, miedo, asesinato y persecución a nivel nacional. Mientras que el General Neit Nivar Seijas se encargaba desde la policía de otros asuntos particulares, como el tiroteo a la casa de Víctor Gómez Bergés, según lo explica en su libro Balaguer y yo: la historia, tomo II.

Balaguer: su comportamiento pasivo-agresivo en la política

Joaquín Balaguer, a pesar de su timidez, flexibilidad y frialdad emocional, se tomaba su tiempo para dar una respuesta, tenía la empatía emocional (podía comprender la situación del otro y hacer que se sintiera validado por él), la solución y la habilidad de identificar la vulnerabilidad del contrincante para poder controlarlo, ya sea a través de un nombramiento, un favor familiar, resolver un problema, o llevarlo en una boleta electoral para senador, diputado o síndico por el partido Reformista. ¿Cómo era posible

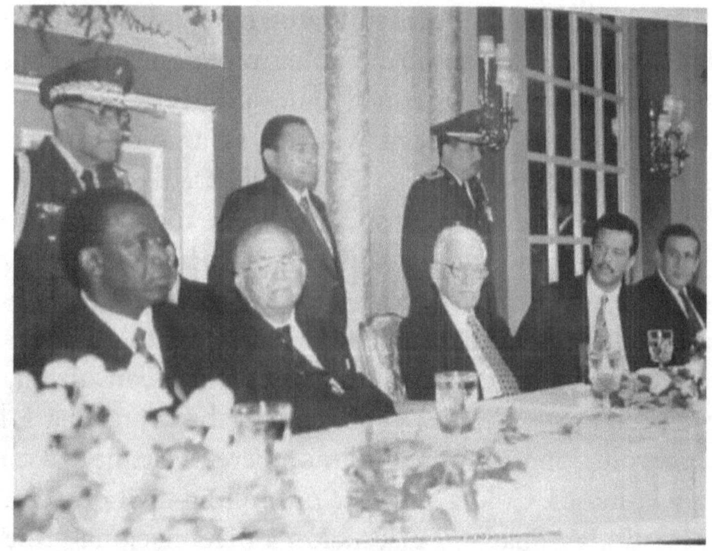

El Dr. Joaquín Balaguer, el profesor Juan Bosch,
el Dr. Leonel Fernández y el Dr. José Francisco Peña Gómez

que las personas que más criticaban a Balaguer terminaron con él?
¿Qué llevaba a los izquierdistas, liberales y conservadores a terminar en los gobiernos de Balaguer? Los antibalagueristas rabiosos,
de la izquierda, de derecha o centro izquierda, sindicalistas, dirigentes universitarios, líderes campesinos, profesionales liberales e
independientes, también se fueron con Balaguer.

Don Ángel Miolán, Casimiro Castro del PRD, Tito Hernández, Adriano Sánchez Roa, Roberto Santana, Miguel Ángel Velázquez Mainardi, Blanco Genao, Víctor Ramón Lorenzo Perelló,
Rafael Bonilla Aybar, Corporán de los Santos, Caonabo Javier
Castillo etc. (1)

Cada uno con motivos diferentes, sin llegar ideológicamente, ni personalmente, a ser balagueristas, como Roberto Santana,
quien fue perseguido y puesto preso en los gobiernos de Balaguer.
Se dice que su acercamiento con Balaguer fue un arreglo del Padre
Luis King, el sacerdote español que Balaguer reconoció por su

liderazgo en Ocoa y le dio la nacionalidad dominicana. Pero Roberto Santana nunca fue balaguerista, si bien Balaguer logró que fuera senador por Ocoa, cosa que nunca se entendió. Se dice que fue víctima de la lealtad invisible con el padre King, afectando su futuro político.

Joaquín Balaguer podía, como todo pasivo–agresivo, esperar años para controlar, anular o reducir, humillar, ridiculizar y manejar el "ego" de los adversarios, de forma tal que no sabían o no comprendían las razones de Balaguer; así como le hizo a Wessin y a Pérez y Pérez, le hizo a Corporán cuando fue síndico, lo apoyó en la boleta, pero nunca le dio los recursos para la sindicatura. A otros, los estimulaba para senadores y diputados, pero no daba el dinero para la campaña y mandaba a votar en contra para que perdieran, o se desprestigiaran. Así actuaba Joaquín Balaguer en la política y en la vida personal con quien era su adversario, o con quien le generaba celos, desplazamiento o confrontación. Lo hizo también por celos de una mujer, o para limitar a un cercano que crecía políticamente dentro de su partido.

Balaguer se la cobró a Salvador Jorge Blanco

En la historia reciente no se registra una persecución a un presidente de forma tan agresiva, para humillarlo, desconsiderarlo, o perseguirlo y llevarlo a la cárcel como al presidente Salvador Jorge Blanco, santiaguero como Balaguer, presidente en el periodo 1982 – 1986.

Salvador había ganado las elecciones a Balaguer y Bosch, creando muchas expectativas de cambios, "de manos limpias" en la administración pública. Pero en términos políticos, Salvador no era ni buen estratega ni un buen táctico político, y mucho menos, un conocedor de la historia y de la psicología social dominicana para entender los conflictos, luchas intestinas y partidarias.

Siendo presidente del senado de la República en el periodo de Don Antonio Guzmán Fernández 1978-1982, Salvador fue opositor y denunciante contra el gobierno y contra Guzmán Fernández, creando conflicto con los grupos de Guzmán, del que había perdido las primarias para la candidatura a la presidencia; pero lo mismo hizo siendo presidente y Jacobo Majluta presidente del senado en período 1982-1986, también confrontó al grupo de Majluta dentro del PRD y al mismo Peña Gómez, líder de masas y del partido.

Esos conflictos a lo interno, más una crisis económica que crecía desde el inicio de su gobierno, llevaron por recomendaciones de sus asesores económicos a un acuerdo con el Fondo Monetario Internacional anunciado en plena Semana Santa, y el 23 de abril se detonó una poblada social – las personas se tiraron a las calles en protesta de forma violenta por los altos costos de los alimentos de primera necesidad, reaccionando el gobierno con tirar a los militares y policías a las calles, donde hubo decenas de muertos, presos, heridos y encarcelados, sobre todo jóvenes.

Jorge Blanco y su equipo no supieron manejar la crisis, no consiguieron el dinero, ni pudieron negociar a lo interno con los sectores financieros; pero al mismo tiempo, en todos los años de gobierno, los grupos y tendencia dentro del PRD se manejan como oposición contra Salvador.

Esas divisiones, crisis económica y desgaste en solo cuatro años de gobierno, llevaron a que en 1986 volviera a la presidencia el Dr. Joaquín Balaguer, quien había perdido 1978 de Antonio Guzmán Fernández.

Pero, ¿qué fue lo que llevó al Dr. Balaguer a ensañarse contra Jorge Blanco apenas un año en el gobierno? ¿Por qué Balaguer desató esa persecución despiadada, desconsiderada, abusiva y atropellante contra Jorge Blanco como no se registra en los presidentes del siglo XX?

Balaguer y el Dr. Mario Vinicio Castillo persiguieron jurídicamente a Salvador, en debates televisivos, en periódicos, en radio, entrevistas, etc. Fueron años, meses y días de humillación y represalia contra un Jorge Blanco indefenso, de pobre carácter, de falta de habilidades y resiliencia para confrontar la maquinaria del poder.

¿Por qué contra Jorge Blanco? ¿Dónde estaba la desidia, el conflicto, la deuda que tenía que pagar Jorge Blanco ¿Qué llevó al pasivo – agresivo de Balaguer a guardar silencio por tiempo, darle seguimiento y esperar su turno para arrastrar a su víctima?

Jorge Blanco siendo presidente, previo a la campaña electoral, dispuso una medida que prohibía usar los aeropuertos domésticos, por lo tanto, avionetas o helicópteros no podían ser usados en la campaña, y el único que tenía limitaciones visuales y problemas en las piernas por la flebitis era Joaquín Balaguer, que era un adulto mayor.

Según decían íntimos de Balaguer, durante una caravana en Barahona y Pedernales, montado en camioneta, sufriendo el polvo y el calor del lejano sur, molesto, bastante molesto como solía hacerlo cuando su temperamento colérico se activaba, dijo: "ésta me la van a pagar, me la pagan, me la van a pagar".

A los meses se la cobró, empezaron los procesos judiciales, las humillaciones y sometimiento por corrupción a Jorge Blanco y varios funcionarios de su gobierno; aunque al final no se pudo mostrar la proporcionalidad del daño y la corrupción de Jorge Blanco, el daño estaba realizado, el arresto cumplido y moral y políticamente enterrado.

Fue la mayor víctima de los que Balaguer controló, anuló y sacó de circulación como toda persona de comportamiento pasivo – agresivo. (1)

José Miguel Gómez

Balaguer: controló y manipuló a Bosch

"Preocúpate por lo que piensan los
demás y siempre serás un prisionero".
LAO TSE

Joaquín Balaguer y Juan Bosch fueron amigos personales de muchos años. Para algunos políticos y analistas ambos –Balaguer y Bosch- tenían acuerdos para estar en el poder y otro en la oposición, debido a los comportamientos y pronunciamientos de Bosch en las campañas políticas. Pero en realidad no había acuerdos, más bien era la manipulación y manejo psico -emocional que ejercía Balaguer sobre Bosch; lo conocía muy bien, sabía de sus impulsos, de su rigidez, de su temperamento y carácter, para saber cómo provocarlo a través de un emisor, o llevarlo a perder el control en una circunstancia determinada.

El profesor Bosch duró 39 años en el exilio y no conocía la patología social dominicana en el comportamiento político, militar, social y de grupos. Más bien, lo digería desde los escritos, los textos y la contextualización, pero no así, para manejarlos. Bosch, por su estructura del "super yo" era muy moralista, ético, inflexible y temeroso de su persona, de su historia y de sus decisiones. Pero también era muy analista, se preocupaba demasiado por las consecuencias y los resultados. Balaguer era flemático, frío, calculador y flexible; debido a su aprendizaje psicosocial y político al lado de Trujillo Molina, sabía del manejo de la sociedad, al estilo de Buenaventura Báez, era un repartidor, "dejar hacer, dejar pasar" partir el pastel, ceder, negociar, ganar, perder, hacer alianza, dividir y debilitar, aceptar al adversario, identificar y reconocer al enemigo, darle la mano, la oportunidad y la cercanía para controlarlo o anularlo. Balaguer era un adicto al poder que tenía

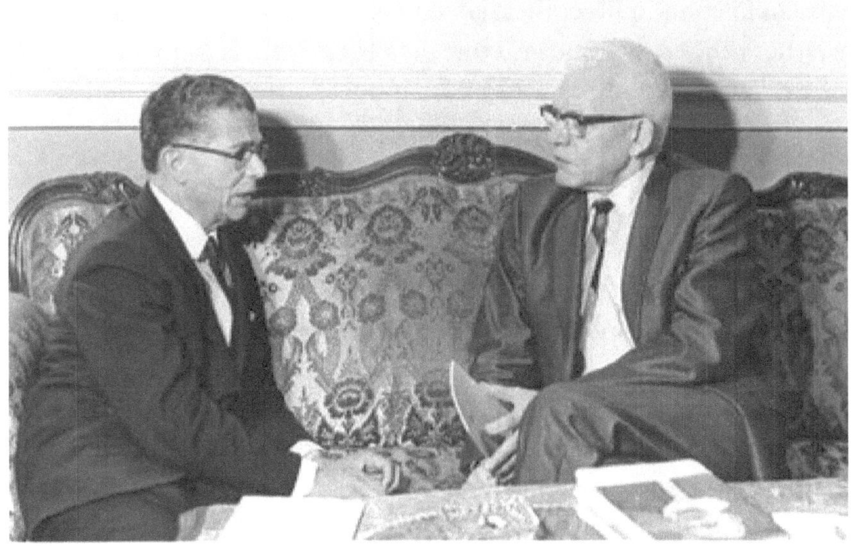

El Dr. Joaquín Balaguer
y el profesor Juan Bosch

los recursos en la estructura de su personalidad, en su talento, su inteligencia y sus habilidades y destrezas psicosociales, cosa de las que carecía el Profesor Bosch.

Juan Bosch era un hombre inteligente, culto, honesto y moralmente correcto como Balaguer, pero su personalidad no lo ayudaba: su temperamento colérico–sanguíneo, su carácter inflexible, su psico–rigidez y su estructura "moralista patológico" le impedía hacer lo que sea, o lo necesario para llegar o mantenerse en el poder.

Es el Bosch que no supo negociar y repartir con la oligarquía trujillista, con los militares, la iglesia y los conservadores que deseaban parte del poder, después de estar 31 años de dictadura; era una necesidad de libertad, de gratificación y de búsqueda de legitimización, de presencia y notoriedad, pero sobre todo de control, a lo que el "psicorrígido" de Bosch, su impulsividad, su distanciamiento y frialdad cuando no coincidían con él, le llevaba a tomar distancias y poner límites, aunque le favoreciera la coyuntura política, o el poder, o la circunstancia, como se comportó para el golpe de Estado o para las elecciones de 1990, donde no aceptó el apoyo de Peña o Majluta por no reunirse y se quedó Balaguer en el poder.

Joaquín Balaguer conocía muy bien a Bosch, lo controlaba, sabía manejarle el "ego" y el "super yo", le admiraba y le respetaba, nunca lo confrontaba en lo personal, al igual Bosch con Balaguer. Sin embargo, Balaguer sabía lo rencoroso políticamente que era Bosch, su radicalismo moral, su rigidez ideológica y negación al pragmatismo y al estilo de hacer política populista y clientelar. Joaquín Balaguer utilizó como Maquiavelo o Fouché para dividir la estructura política y personal de Bosch, pero también, la visión y misión de Bosch era social, mientras que la de Balaguer era personal, egocéntrica individualista.

Juan Bosch se ocupó de la educación política, fundó los dos partidos principales, aportó una constitución liberal y de derechos a la democracia y a la ideología sociopolítica de más de una generación.

Balaguer no dejó relevo, no educó políticamente, no creó ni desarrolló partido ni escuela política. Cada uno existía, vivía y practicaba en lo que creía. Los resultados de vida fueron diferentes, pero Balaguer siempre supo controlar y sacar beneficios de la rigidez, el carácter y temperamento de Juan Bosch, que sufría lo que ahora se llama "parálisis analítica" políticamente hablando.

Balaguer: cómo controló y manipuló a Peña Gómez

*"Solo soy capaz de controlar aquello de lo que soy consciente.
Aquello de lo que no soy consciente me controla a mí"*
John Whiltmore

José Francisco Peña Gómez fue un líder de masas de carisma transcendente del país, buen orador, inteligente, honesto, carismático, trabajador y propulsor de cambios democráticos. Balaguer y Peña Gómez también vivieron una amistad, admiración y respeto. El pasivo - agresivo de Balaguer siempre manejó y controló a Peña Gómez por sus orígenes, su cultura y su identidad psicosocial. En todos los procesos políticos donde Peña Gómez era el candidato, los conservadores y leales a Balaguer, "sus hombres grises" hacían el trabajo del antihaitianismo, la unificación de la isla, la traída del "vudú, el comer niño," la traición a Duarte, etc. Balaguer sabía la piel sensible de los dominicanos con el tema haitiano, al igual contra Bosch con el "anticomunismo" y el "anticristianismo".

Además, Peña Gómez, aun con su desarrollo intelectual, su visión universal y su inteligencia política, no se manejaba con su propio "yo", su color y sus orígenes; a veces sin darse cuenta lo llevaban a victimizarse, poner en práctica la gratitud inmerecida, a ceder y perder sus espacios en el manejo de los grupos y de los conflictos político - sociales, de las tendencias dentro de su partido. En esos conflictos entre los "nosotros contra ellos y ellos contra nosotros", Peña Gómez perdía la objetividad de la dinámica de los grupos y terminaba asumiendo situaciones o sacrificándose en aras de detener o solucionar un conflicto. Aunque como líder se imponía, o se dejaba llevar por su carácter y temperamento, volvía a la conciliación por ese miedo al abandono que representaba una "huella somática" o un trauma no resuelto que vivía en él.

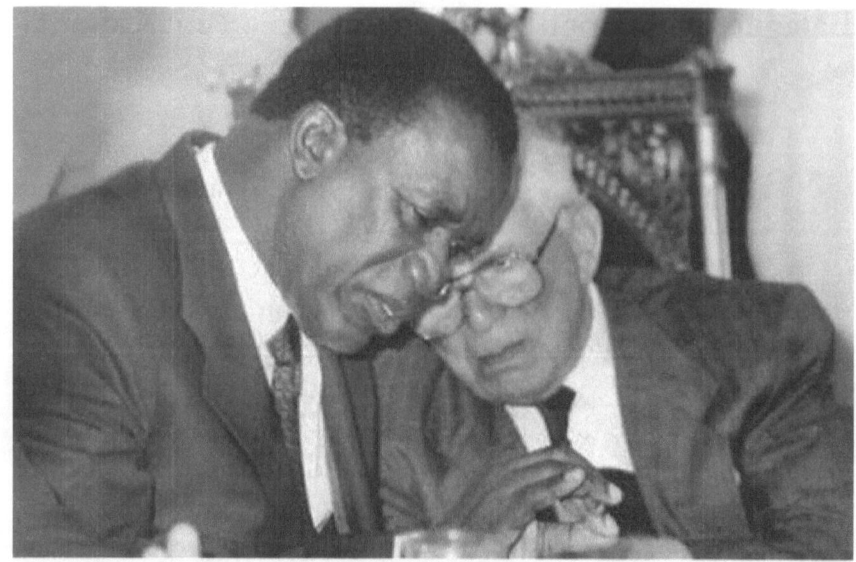

El Presidente Joaquín Balaguer
y el Dr. José Francisco Peña Gómez

En los momentos cruciales, dada la personalidad de Bosch, 1990 y 1994, ambos no pudieron entenderse y la patología social dominicana lo distanciaba, las élites y los conservadores, para Joaquín Balaguer mantenerse en el poder. Al igual que en los finales del 1994 y 1996, Peña Gómez víctima de la lealtad invisible mantenía a Bogaert en la candidatura vicepresidencial, sabiendo que Balaguer hacia lo imposible para que su enemigo personal, Álvarez Bogaert, no llegara al poder.

Estos tres políticos, Balaguer, Bosch y Peña Gómez influyeron en la sociedad dominicana, se protegieron en circunstancias difíciles, se albergaron refugios en la crisis de 1973 con el desembarco del Coronel Caamaño, negociaron para mantener espacios democráticos, o impedir derramamientos de sangre, y crisis políticas de forma recurrente.

Balaguer: controló, anuló y dividió la izquierda dominicana

*"Con las mejores intenciones se pueden
producir los peores efectos".*
Oscar Wilde

Pedro Francisco Bonó decía: "los dominicanos individualmente piensan bien, pero cuando se agrupan, piensan y actúan mal" el pensamiento liberal y las acciones revolucionarias de lucha siempre han estado presentes en nuestro país, desde la primera república hasta después de la guerra fría. Fue así desde Juan Pablo Duarte con la independencia; la Revolución de 1865, la confrontación contra la primera invasión americana de 1916 y la segunda 1965; pero también lo fue en todos los movimientos antitrujillistas y anti-balagueristas que se armaron en la búsqueda de la libertad, los derechos, la democracia y el progreso social.

Los dominicanos siempre han tenido un espíritu de lucha, de sacrificio y de empoderamiento para reclamar su derecho; hombres y mujeres han dejado constancia a través de toda la historia: contra la invasión haitiana, las colonias española, francesa, americana y hasta contra los propios grupos conservadores caudillistas que han ejercido el control político y económico en nuestro país.

Balaguer, después de la dictadura trujillista y para toma del poder 1966 se definía como "el gobernante de la paz", del "anticomunismo", y de la recuperación y la apertura democrática. Sin embargo, desde 1966 al 1978, fueron 12 años de represión, persecución y asesinato de muchos jóvenes izquierdistas del país, a través de la famosa doctrina de la "guerra preventiva o guerra", del general Maxwell D. Taylor, y el trance de los rigores de esas jornadas, los guardias trujillistas". (5)

Esa articulación de represión y control la dirigió el General Enrique Pérez y Pérez, junto a la formación de la Banda Colorá, dirigida por Ramón Pérez Martínez y el capitán Núñez.

"El retorno a la constitucionalidad", la izquierda revolucionaria, emotiva y fragmentada cayó en métodos y acciones delictivas, como fueron los robos al Royal Bank y a la Fábrica Dominicana de Cemento, los incendios de establecimientos comerciales, los secuestros a la secretaria de Estado de Educación, Dra. Altagracia Bautista de Suárez y de la agregada cultural de la embajada de los Estados Unidos, señora Bárbara Hutchinson. (6)

La izquierda pretendía derrocar a Balaguer y Balaguer mantener el poder y el control político; fueron 12 largos años de confrontación de todo tipo: huelgas, paros, confrontaciones armadas, presos, persecuciones, impedimentos de libertades, de clandestinidad y de negación de derechos por parte del gobierno de Balaguer, quien sostenía "su coherencia anticomunista, nacionalista y democrática"; por otro lado, una izquierda entre radical y centro izquierda que se dividía y se debilitaba, que usaba también métodos terroristas, como se describe: "un incidente a no soslayarse ha de radicar de hasta donde llegó la política represiva y la actitud de otra organización de la izquierda revolucionaria como respuesta, que de inmediato hace el relato Miguel Cocco (Coquito), quien vino a sustituir a Amaury Germán Aristy a raíz de la muerte de este. En tal virtud, tomó la dirección de los "comandos de la resistencia" o de "los palmeros", conocido también por este último calificativo, una organización procubana inspirada en la guerrilla urbana.

En su devaneo izquierdista durante esos febriles años de confrontación política, Cocco era conocido con el seudónimo de "comandante Guillermo". Narra la trama de un atentado terrorista contra el presidente Balaguer en estos términos: "Balaguer se salvó en tablitas, gracias a Bosch, que le pidió, le suplicó, que desactivara a última hora los poderosos explosivos que harán volar en mil pedazos el auto del presidente una mañana de abril de 1972, cuando se dirigía a palacio por la avenida César Nicolás Penson, cerca de la embajada norteamericana. (6)

Recuérdese que Miguel Cocco fue en el año 1996, de los que se reunió muchas veces con Balaguer para el frente patriótico por el PLD, para atajar a José Francisco Peña Gómez.

Sin embargo, "la izquierda dominicana no supo comprender a tiempo las consecuencias de la represión ni estaba preparada para un golpeo sistemático y selectivo". Se parte del supuesto de que ella representaba un peligro para el orden existente, razón que implicara una excesiva política coercitiva conducida por los organismos de seguridad del Estado, justamente puesta dentro del plano enunciado por Roberto Cassá de "una vertiente eminentemente preventiva". (6)

El método foquista, castrista era de predominio de la izquierda dominicana, pero Bosch decía que las revoluciones y los métodos no se podían implantar e imponer o trasladarse de un país a otro, dado que cada país tiene o posee características diferentes.

Con el tiempo, con represión, persecución, asesinatos, visa para salir del país, división y apoyo de la CIA, Balaguer controló a la izquierda, que no pudo organizarse ni unificarse para competir en un proceso electoral. En la mayoría de países de la región, la izquierda o centro izquierda llegó al poder, sin embargo, en la República Dominicana, la izquierda literalmente ha desparecido, se fue derechizando y terminando en el terreno de centro izquierda y "derecha progresista".

Así logró el pasivo-agresivo de Balaguer mantenerse y controlar, pero sobre todo dirigir el poder contra la izquierda. Que al final de su trayectoria, los legisladores, tanto de centro derecha, socialdemocracia y derecha progresista, levantaran la mano en el congreso de la República y promulgaran que Joaquín Balaguer es el padre de la democracia dominicana, es evidencia de su impronta como líder político y de cómo logró avasallar a la izquierda.

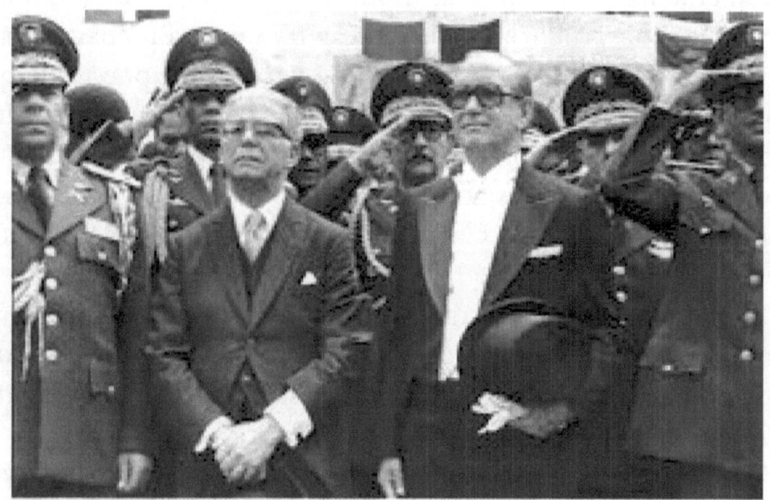

El Presidente Joaquín Balaguer entregando el poder
al Don Antonio Guzmán, 1978

Capítulo X
BALAGUER VISTO POR BALAGUER

"Cada hombre es lo que hace con lo que hicieron de él"
Jean-Paul Sartre

"Nací en una aldea, Navarrete le decían entonces. En esa época, era una simple villa cuidada por campesinos con algunas posadas de comercio. No había carretera sino un camino real que conducía de Santiago a Montecristi.

Una villa donde había cierta actividad. Era la época de la Primera Guerra Mundial. Había campeches –un árbol que se produce en la región– y mucho tabaco.

Mi infancia transcurrió como la de todos los niños campesinos de la aldea: asistí a la escuela regular y después de haber adquirido las primeras letras, los primeros cursos primarios en esa escuelita rural, fui a Santiago en donde hice mi bachillerato. Después empecé a trabajar como periodista en La Información, en Santiago. Hice la columna editorial. Hacia 1922, 23…"

Un niño como todos los niños campesinos de la época. No sabría decir cómo. Era muy desaplicado, me gustaban mucho los deportes, los caballos. Iba al río en busca de frutos que yo mismo vendería. En esa época de mi infancia, daba prioridad a los deportes y luego, adolescente, fui dedicado al estudio y de costumbres tranquilas. Yo era un buen nadador de río, y como todos los niños, peleador.

En mi casa, tenían grandes esperanzas porque era el único hombre de la familia. Las demás eran mujeres, siete mujeres y un solo hombre. Mi padre creyó siempre que yo iba a llegar a ser presidente y mi madre ridiculizaba esa idea, la reprochaba como descabellada.

Mi padre lo creía quizás por su instinto de padre. O su amor de padre. En esa época, yo apenas empezaba a hacer mis primeras incursiones en la vida pública.

Me gradué a fines de 1929 como abogado y apenas comencé a ejercer la profesión, me interesé por el movimiento cívico de 1930. Muy joven aún también participé en el movimiento del 23 de febrero que desembocó en una confederación de partidos que llevó como candidato de partido de ese año 1930 como presidente a Trujillo y Estrella Ureña como vicepresidente.

Después de 1930, ocupé algunas posiciones muy humildes, muy secundarias. Fui abogado fiscal del Estado ante el Tribunal de Tierras.

Nunca las madres se sienten tranquilas cuando las actividades que desempeñan sus hijos pueden representar algún peligro para ellos. Ella nunca asistió complacida a esas actividades mías. Siempre hubiera deseado que me dedicara a una actividad más tranquila, como lo era mi padre, un pequeño comercio. Una vida menos expuesta a los peligros.

Mi padre siempre estuvo a mi lado y compartió y comprendió mis inquietudes.

La primera aspiración mía fue por la investigación literaria. Pero luego la política interfirió y me desvié más bien hacia tareas de otro carácter, distintas a las que me hacía inclinar mi vocación.

Me impuse a mí mismo la misión de llegar a hacer algo por mi país, sobre todo por los campesinos a cuyo lado me crie. Por la gente que trataba con mis padres y que era, como ellos, campesinos.

Creo ciegamente en el destino. Soy destinista total, creo que todo lo que uno hace es, como decían los árabes, fijado por una fuerza de antemano. La advierte uno en todas las cosas: hay una fuerza extraña que lo conduce hacia donde uno quería ir, a veces en contra de sus propios deseos.

Ese conjunto de circunstancias que se unen, se asocia y determinan, ese es el destino.

La vida de uno es una lucha contra el destino, esa fuerza que lo arrastra a uno. La oposición que uno hace contra ella es vana. El destino es el vencedor, necesariamente.

El fatalismo encierra un sentimiento de pasividad, de aceptar las cosas tal y como vienen, sin reaccionar, sin luchar. Es como una derrota, actitud que nunca he asumido".

Joaquín Balaguer: El solitario

"El desempeño de ese cargo –como ministro en Colombia– me sirvió para el estudio y la investigación literaria. Allí nació 'Apuntes para una Historia Prosódica de la Métrica Castellana'. Como fruto de las investigaciones adelantadas en la Biblioteca Nacional de Colombia, en el Instituto Caro y Cuervo, estudios de filosofía y el cultivo de la amistad con españoles especializados en la rama".

La frustración mía

"La política me absorbió demasiado, cuando se vivía en un régimen absolutista que le exigía a uno una entrega total".

"No se podía en esa época hablar de nada que no versara sobre la personalidad del hombre que encabezaba entonces el gobierno. Por esas circunstancias, la frustración mía fue total en ese aspecto. Lo que uno escribía o hacía en el campo que uno llamaba su vocación, era considerado como un desacato, una deserción del régimen que entonces imperaba".

"Nunca uno considera por supuesto, que satisfizo sus ideales, que cumplió totalmente la misión que se había impuesto. Siempre tiene uno un horizonte más por delante, siempre hay vacíos y zonas a las cuales uno jamás llega. Llega la ambición de uno, pero solo las ambiciones".

"Puedo considerarme como un hombre que ha tenido éxito porque pude realizar gran parte de lo que me había propuesto. He logrado hacer muchas de esas cosas, quizás no con la facilidad y la amplitud que hubiera querido, pero lográndolas".

"Cumplí con mi deber. No me arrepiento. En toda la medida en que me fue posible. Trabajaba hasta las once, doce de la noche y aun a esa hora, llegando a casa, me esperaba gente. Trabajaba los 365 días del año, sin asistir a reuniones, ni a festejos, a nada que no fuera rigurosamente oficial".

"Yo creo que valía la pena. Algo quedó en beneficio del país. El país no puede desconocer que su desarrollo se debe a los esfuerzos que hacemos muchos de los hombres dedicados a la tarea de dirigirlo".

"Las necesidades que había comprobado, la miseria, me llevan a adelantar mis primeros pasos en la vida pública".

"Me dedicaría exclusivamente a la escuela, la educación. A la función literaria". "Los mejores años de mi vida los malgasté en la política. No pude realizar la labor que había proyectado en la literatura. Ahora, me quedan pocos años de vida quizás por delante, pero en la medida en que puedo hacerlo, lo hago". "Teniendo un poco de libertad para dedicarme a las cosas que me agradan…"

"La entrega fue completa y total. Yo no disfruté. Yo me entregué al servicio con todas mis energías y la totalidad de mis esfuerzos. De esa entrega, no me queda nada: solo la satisfacción de haberle servido modestamente al país. Quizás también me queden los perjuicios que he sufrido en mi salud".

"Una entrega demasiado total a mis deberes oficiales"…

"Mis partidarios en la vida política quieren que yo dirija, pero los demás no piensan así"…

(Un silencio y una sonrisa de satisfacción o… complicidad).

"Yo pienso que me debo a mi país, que todavía le puedo prestar algunos servicios, muy modestos. No puedo desamparar a mis amigos en un momento de la vida dominicana que no es fácil y que puede ser un momento crucial en la trayectoria de nuestra vida como nación. El mundo mismo se desenvuelve dentro de condiciones que no son normales y que imponen a los hombres de bien la obligación de dedicarse a sus países. Si no hay un sacrificio personal, a favor del bienestar común de la mayoría, nuestro país podría inclusive desaparecer en medio de la vorágine que envuelve a la humanidad".

Modestamente

"Yo no he hecho ningún sacrificio notable como lo hicieron los grandes próceres. Fue una tarea que me impuse como deber ciudadano, en un cargo que yo acepté voluntariamente. Como cumplimiento de un deber que uno mismo se impone y que, por eso mismo, no merece alabanzas especiales".

"Orgullo de sentirse ciudadano de un país, de sentirse útil para un pueblo, de llevar a cabo una tarea que no es fácil y que le es reservada a pocas personas escogidas por el destino".

"Dos fuerzas son necesarias, que se alternen en el país. Una sola condicionaría a una situación dictatorial o a un régimen totalitario".

"Este es un pueblo inteligente, dócil, fundamentalmente bueno, un pueblo que ansía progreso, ama el progreso y ha esperado muchos siglos a un gobierno que atienda sus necesidades, se duela de sus pesares y sus angustias y emprenda la tarea de aliviarlos y resolverlos en una forma satisfactoria: yo traté de hacerlo".

"El campo: es la gran tarea que tenemos que desarrollar. Transformar la miseria en que se debate el campesino por un estado, si no de bonanza y prosperidad por lo menos aceptable dentro de las condiciones de vida actual.

Se puede decir que ha elevado su nivel de vida (el acueducto era desconocido, las escuelas rurales eran escasas, no había luz eléctrica) pero en el fondo no ha cambiado gran cosa la vida del campesino. Se desenvuelve de una forma tan precaria como la de ese entonces, cuando yo mismo vivía en el campo.

No puede haber desarrollo en la isla si no se preservan los recursos naturales, si se quiebra el equilibrio de la naturaleza y se secan los ríos. El desarrollo no necesita destruir para poderse realizar. Por el contrario, esa destrucción es la que precisamente conspira contra el desarrollo".

Poema de Balaguer: Independencia

La fuente está en ti mismo – dijo Rubén Darío –
que en los mares del alma fue un Simbad del Ensueño.
Aspiro a ser más libre que las aguas del río
y a vivir sin ribera, sin cacique y sin dueño.
Mi vaso es muy pequeño, pero bebo en mi vaso
Tal es el lema heroico que ostenta mi lirismo.
Todos dicen que ahora yo voy hacia el fracaso,
pero yo me figuro que voy hacia mí mismo.
Independientemente y altivo, siempre me he conservado,
porque yo ni siquiera mi corazón lo he dado.

Nunca, nunca he querido ponerme una cadena
- ni aun la del amor que es tan dulce y tan buena –
Y por mi independencia, y por mi libre albedrío,
aspiro a ser un hombre completamente mío.

El Dr. Balaguer se autoanaliza y explica cómo la política interfirió y lo desvió de su verdadera vocación literaria; pero además, afirma su creencia en el destino, y se confiesa como un verdadero destinista. Más adelante, afirma que aceptó los cargos políticos voluntariamente. Si las decisiones son las que determinan el libre albedrío, entonces se puede decir que Balaguer no se conformó con esperar los designios del destino, sino que eligió hacer, en total libertad, aquello que lo encaminara a lograr los propósitos que se había planteado para su vida.

La política para Balaguer fue más que un refugio, una forma existencial para protegerse de su vulnerabilidad, de su miedo, timidez e inseguridad. Algo así le pasó con la decisión de abandonar el derecho, el litigio como abogado de ejercicio, para dedicarse al oficio de la política y del poder. Ese poder que lo conquistó, lo sedujo, y se convirtió en la adicción que nunca pudo posponer, detener, ni dejar ni abandonar en ninguna circunstancia ni adversidad. Aun ciego, enfermo y limitado, el Dr. Joaquín Balaguer no buscó la forma de jubilarse, de retirarse y de encontrar el camino de volver a esa vocación por la literatura, la poesía y la historia.

Balaguer también temía que, con la salida del poder, se le desconsiderara o se le humillara, cosa que era costumbre en la forma de hacer política en nuestro país, y se puede explicar históricamente en los maltratos y desconsideraciones de los grupos en confrontación en la política.

Entonces, no fueron cosas del destino, más bien, fueron decisiones, comportamientos y conductas asumidas de forma racional, consciente y con estrategias y tácticas que el Dr. Balaguer articulaba y manipulaba para siempre continuar en el poder.

Políticamente hablando, diría que buscó y consiguió el poder, como destino final de un político, pero quedó atrapado entre su "yo ideal y su yo real", así como también, en una patología adictiva con consecuencias, complicaciones y limitantes que predicen las adicciones en las personas que la padecen.

En su propia descripción de vida, el Dr. Balaguer se refiere a sus padres y hermanas como su única y verdadera familia; no se refiere a sus hijos, a los once hijos o más que tuvo y a los que le negó la identidad como padre. Pero tampoco se refirió a ese hermano menor, Gilberto Balaguer Rodríguez, como parte de la familia.

En su balance de vida, Balaguer refiere no estar arrepentido de nada, lo que explica que no aceptó errores, reflexiones y autoevaluación de su desempeño como padre, como político, como ser social y espiritual.

En su libre albedrío, decidió por él, como todo egocentrista, respondiendo a su rol y rango, que le fueron asignados y delegados dentro del sentido de pertenencia y la obligación moral y social de cuidar y proteger a su familia.

La fobia al matrimonio, la negación a ejercer la paternidad, el egoísmo y el egocentrismo de pensar en él y después él, en no dejar relevo, ni darle importancia al partido, ni permitir el desarrollo de grupos de jóvenes que le admiraban y le seguían para formar escuela política o enseñar de su vasta experiencia, son de las trampas y limitaciones, de las contradicciones del Dr. Joaquín Balaguer Ricardo.

Capítulo XI

EL CEREBRO DE BALAGUER

El cerebro es un órgano eminentemente social. La neurociencia, en las últimas décadas, ha estudiado los fundamentos de nuestra condición humana: emociones, pensamientos, conductas, decisiones, aprendizaje y las adaptaciones psicosociales en determinadas circunstancias. Esa adaptación y los nuevos aprendizajes, con decisiones más sabias y más inteligentes, se deben a la denominada neuroplasticidad cerebral, o sea, hay nuevas células hiperconectadas con neurotransmisores químicos: dopamina, serotonina, epinefrina, glutamato, etc. que influyen en el estado de ánimo, en las decisiones y en la adaptación social. A través de las decisiones, el comportamiento y las formas de adaptación ante circunstancias de la vida, podemos valorar la forma de cómo las personas gestionan sus emociones, su nivel de racionalidad, su flexibilidad o rigidez mental; pero también, cómo conectan con la realidad, con los procesos sociales, con las personas y con los grupos.

Con la neurociencia y la epigenética hemos aprendido la modificación en la lectura del ADN para lograr cambiar y adaptar el cerebro a nuevos procesos sociales que le permiten desmontar sistemas de creencias distorsionados o limitantes que no favorecen la adaptación, funcionabilidad o fluir en la vida. Es decir, una persona va cambiando la percepción, las emociones y los comportamientos gracias a esos procesos de estímulos cerebrales, sociales y a las modificaciones de sus propias experiencias y resultados de vida. Al estudiar la evolución, adaptación y cambios en la forma de pensar y actuar de Joaquín Balaguer, se puede observar la diferencia del Balaguer del 1961 al Balaguer 1966 y 1978 y de ahí al Balaguer de los años 80 y 90, con un cerebro totalmente adaptado a nuevas circunstancias, más maduro y propio de un hombre que había alcanzado con los años la madurez, la sabiduría y la flexibilidad para adaptarse, fluir y gerenciar los procesos políticos y su coherencia de vida.

Refiere el neurólogo y político argentino Facundo Manes: "el cerebro y la política están íntimamente ligados, porque con el cerebro procesamos la información para la vida en sociedad y generamos respuestas prácticas para actuar con relaciones con los otros. ¿Y qué es la política, sino el esfuerzo para vivir en la sociedad, adaptarnos y generar respuestas creativas a problemas colectivos?".

El cerebro de Balaguer era creativo, político y social: su desarrollo, como el de todas las personas, se da en el contexto de las circunstancias sociales, históricas, culturales, políticas, socioeconómicas y del ambiente, que influyen en el aprendizaje y en la adaptación social, a través de una respuesta adaptativa; de ahí que la psiquiatría y la psicología estudian al ser humano como una expresión bio-psico-social, cultural y espiritual.

Balaguer tenía una predominancia hacia su hemisferio derecho, donde está la creatividad, la parte artística, escritura, literatura, poesía y expresiones emocionales. Su cerebro, desde la adolescencia, se fue recompensado a través de las actividades culturales. Pero también, hacia la política como arte y como actividad social, para responder a las inquietudes sociales del contexto histórico donde el individuo se desarrolla. Siempre se ha planteado: "el líder nace o se hace y lo más difícil, se ejerce", plantea Facundo Manes.

Es evidente que Balaguer poseía talento, inteligencia, disciplina, temperamento y carácter que le ayudaron a lograr sus propósitos en la vida. Sin un cerebro emocionalmente inteligente, sin las habilidades y destrezas sociales no es posible la adaptación social. Pero tampoco sin inteligencia cognitiva, aprendizaje, estudios y dedicación, es decir, constancia, continuidad, consistencia y coherencia en lo que se desea en la vida.

Cuando el cerebro identifica su gratificación y el ser humano la gerencia de forma adaptativa en lo emocional y lo social, los resultados están a la vista: un Balaguer poeta, ensayista, historiador, periodista, maestro y orador. Su vocación la encontró y su cerebro desarrolló la creatividad para sus resultados de vida.

Benjamín Libet, de la Universidad de California, demostró que algunas áreas del cerebro se activan antes de que un individuo esté consciente de una decisión particular como mover una pierna. La ciencia está comenzando a iluminar el camino que nos permitiría entender por qué elegimos cuando llegamos; y aquí, la palabra entender es la clave de la historia social, que no es otra cosa que la historia de la toma colectiva de decisiones. (1)

Hoy sabemos que la corteza prefrontal dorsolateral y dorsomedial son críticas, además de las antes dichas, en el proceso de toma de decisiones; es decir, la toma de decisiones es un mecanismo cognitivo complejo y un déficit en esta función puede manifestarse de distintas maneras, refieren los autores Facundo Manes y Mateo Nino. ¿Decisión que ya estaba determinada? En otras palabras, ¿tuvimos la libertad de tomar esa decisión?, ¿el ser humano tiene libre albedrío? (2).

Se define libre albedrío a la habilidad que tenemos de elegir, conscientemente, una alternativa de entre varias. Joaquín Balaguer pudo elegir no ser político o dedicarse a la enseñanza universitaria o a la literatura, pudo ser padre de familia, criar a sus hijos o tener una esposa.

Sartre dijo la frase: "cada hombre es lo que hace con lo que hicieron de él". Balaguer entró a la política, al poder, y la personalidad de Rafael Leónidas Trujillo fueron modificando su nueva gratificación y sus decisiones; o sea, le crearon de forma protagónica y jerarquizada, las prioridades y necesidades a los que Balaguer aspiraba: poder, posiciones, transcendencia social y existencial. De ahí, el propio Balaguer reconoce a Trujillo como su padre espiritual y ante el foro público de 1955, Balaguer le refiere "a usted le debo todo, menos el honor".

En el cerebro, específicamente en la corteza prefrontal, se encuentran las funciones superiores; aquí se encuentra lo que diferencia las personas de los animales, o de un cerebro sano y uno dañado. Joaquín Balaguer tenía en plena madurez y vejez un cerebro sano con funciones activas. Aun después de la ceguera, su memoria, su lenguaje, pensamiento, inteligencia, su capacidad de abstracción, juicio lógico, funciones de cálculo, asociación y razonamiento estuvieron funcionando. Las personas se sorprendían de cómo Balaguer recordaba cifras, nombres, daba discursos, tenía reuniones o participaba socialmente después de una incapacidad visual producto de un glaucoma.

El cerebro de Balaguer se fue adaptando como órgano social ante esa nueva discapacidad, se mantuvo enfocado, con habilidades, destrezas, planificando cómo continuar en el poder después de que, en 1986, ya había perdido la visión.

La neurociencia y la neurofisiología sostienen que el pensamiento humano es una función natural del sistema nervioso, que relaciona al individuo con el medio, y que es capaz de asociar entre sí los más diversos objetos. La corteza cerebral del Homo Sapiens ha llegado a través de los siglos a desarrollos finísimos, que lo elevan por sobre todos los demás animales. "Los neurofisiólogos analizan cómo nuestro hemisferio izquierdo es verbal y lógico, sede del pensamiento convergente, y nuestro hemisferio derecho, por el contrario, es el visual, imaginativo y creativo; allí se piensa que se asienta el pensamiento divergente, indispensable para la creatividad artística". (1)

Daniel Goleman, un estudioso de la inteligencia emocional, expresa cómo las personas pueden permanecer y fluir en la vida por mucho tiempo, a través de cinco actitudes que se pueden medir para arribar a un coeficiente emocional:

- Ser consciente de las emociones propias
- Autorregular las emociones
- La motivación
- La empatía
- Las habilidades sociales.

Es decir, las habilidades de las personas para reconocer, comprender y manejar sus emociones, como también reconocer, comprender e influenciar las emociones de los demás, hablan de inteligencia emocional. (2)

Joaquín Balaguer controló, neutralizó y anuló a los adversarios, enemigos y la oposición política utilizando todos los recursos del cerebro, de su inteligencia, el reconocimiento de las emociones, las trampas y limitaciones de los demás para atacar y controlar. Fue práctico en poner a funcionar la inteligencia emocional y social, y los recursos aprendidos con los años para optimizarlo en el logro de sus propósitos.

Fluir en la vida, como dice el profesor Daniel Goleman, mantenerse enfocado la mayor parte del tiempo, lo logran pocas personas. La bujía o el motor que encendía, motivaba o mantenía a Balaguer era el poder, continuar en el poder, morir en el poder; esa era la función principal. De ahí su cerebro terminó en una adicción al poder, que trataré en el próximo capítulo.

El Dr. John Gray refiere: "los hombres valoran más el poder, la competencia, la eficiencia y la realización, pero la mujer valora más el amor, la comunicación, el afecto, las relaciones y los detalles". Sin embargo, para la doctora Blandonm, "los hombres se sienten estimulados y fuertes cuando se sienten necesitados", mientras que las mujeres "se sienten estimuladas y fuertes cuando se sienten apreciadas"; pero van a influir los patrones de crianza, los roles asignados, la libertad, los miedos, las expectativas, la construcción en el afecto, el apego, los vínculos y la autoestima, son los que influyen en el sistema de creencias, en los resultados y en el comportamiento.

Todas estas vivencias y emociones se guardan en el cerebro y se expresan a través del pensamiento, de las reacciones emocionales y decisiones que vamos asumiendo en cada circunstancia de la vida.

A Balaguer le ayudó su cerebro, su personalidad, las circunstancias y las habilidades y destrezas que poseía para ir fluyendo en cada crisis, ante varias adversidades de la vida política y social. Mantenía su cerebro enfocado principalmente hacia la actividad política, al poder y todo lo que este encierra. Balaguer no se permitía distracciones hacia otras áreas, al menos no por mucho tiempo; su refugio era la biblioteca, los libros, la madre y las hermanas. Pero sus funciones cerebrales, su atención, concentración y propósitos estaban dirigidos hacia el poder.

El cerebro adaptativo nos ayuda a superar adversidades de la vida, debido a la flexibilidad para afrontar cada circunstancia. Así lo enseña la resiliencia social, a través de la cual las personas aprenden a salir airosas de las adversidades de la vida por aprender a adaptarse, sobreponerse, recuperarse y superarse.

Recuerden cómo Joaquín Balaguer perdió las elecciones de 1978 y 1982 para volver en 1986 y repetir en 1990 y en 1994, bajo elecciones no transparentes, amañadas, que ganaba con muy pocos márgenes, pero se sobreponía, negociaba y como todo malabarista, se mantenía en la búsqueda del equilibrio político, la negociación, las divisiones y el recuperarse.

Esa flexibilidad de ganar, perder, ceder, volver, luchar y mantenerse, es propia de las personas con fortaleza emocional, con inteligencia social y resiliencia.

Es decir, Joaquín Balaguer poseía un cerebro creativo, emocional y social, que le ayudó en el logro de sus aspiraciones en las diferentes áreas de la vida.

Pero la gratificación, estímulo y recompensa que mantiene el focus, que habla el profesor Goleman, era el poder, la política y la necesidad impulsiva por la transcendencia existencial de morir en el poder.

Balaguer no murió en el poder, pero logró transcender como político de mayor ejercicio del siglo XX. Llegó a la vejez, en plenas facultades mentales, con su cerebro activo, funcional y enfocado. Su cognición, memoria, lenguaje, pensamiento y la capacidad de juicio y razonamiento se mantuvieron conservados.

Las decisiones que asumió al final de sus años se correspondían con su espíritu conservador, con su coherencia política y la protección de su honor y el de su familia.

Capítulo XII

LA VEJEZ DE JOAQUÍN BALAGUER

"La vida solo puede ser comprendida mirando hacia atrás, pero debe ser vivida mirando hacia delante"
Søren Kierkegaard

Balaguer transitó la vejez y la ancianidad. Murió a los 96 años, el 14 de julio del 2002, con todas las limitaciones de enfermedades catastróficas no transmisibles que padecen los seres humanos. Perdió la visión producto de un glaucoma heredado por su madre y que también afecta a la hija Carmen Solís, según confiesa Víctor Gómez Bergés. Sufrió de cálculo en la vesícula, de flebitis en ambas piernas, gastritis, úlcera sangrante e insomnio, que lo llevó a tomar Midazolam (Dormicun) por varios años. Al final de su vida, una úlcera sangrante lo llevo al internamiento, presentando neumonía y una sepsis que le produjo la muerte.

En cada estación de su vida, Balaguer se caracterizó por el aislamiento, la soledad, la timidez, la búsqueda del refugio familiar, los libros, su biblioteca y su fobia al matrimonio; el apego o vínculo que le atara su libertad y su estilo particular de una vida evitativa socialmente, pero participativa y decidida políticamente.

Para llegar a la vejez hay que transitar por la adultez. Toda su vida adulta la visibilizó y socializó en la dictadura de Rafael Leónidas Trujillo, desde un cargo como abogado, maestro, hasta llegar a ministro, vicepresidente y presidente de la República. Pero también fue una adultez asumida desde la literatura, la poesía, los ensayos, historias y escritos que dejaron constancia de sus emociones y pensamientos, de sus hábitos y comportamientos.

En la madurez se vive desde el automerecimiento, el equilibrio, la prudencia y el silencio, pero también del tacto, para separar la palabra y el accionar, que formaban parte de las virtudes de Balaguer.

Se llega a la vejez como se vivió en la adultez, con sombras y luces, con aciertos y desaciertos, con triunfos y fracasos, pero, sobre todo, viviendo con la experiencia acumulada.

Balaguer, como toda persona, fue dueño de su propia historia, la construyó de forma coherente y en sintonía con sus rasgos de personalidad, con sus miedos y limitaciones, pero también, con sus luchas y defensa en lo que creía y añoraba ser. Pero sabiendo que, en toda la vida, como dije, hay luz y sombra, pero prefirió ser más luz que sombra, y sus resultados de vida así lo confirman.

Como toda vejez funcional, se mantuvo útil, con sentido de utilidad, de vida y transcendencia como predicen los existencialistas. Si le pasamos balance a la vejez y existencia de Joaquín Balaguer, fue positiva desde la construcción de cómo quería ser recordado, cómo terminar su vida y quiénes serían sus compañeros de viaje. En la vejez, muchas personas se jubilan, se retiran, se encierran y pierden las habilidades y funciones neuro-cognitivas por no usar el cerebro; Balaguer, aun con las limitaciones visuales y motoras por la flebitis, caminaba, se exponía, participaba y luchaba por lograr mantenerse en lo que le gustaba, respiraba y vivía: la política y el poder. ¿Era feliz Balaguer? ¿Vivía satisfecho? ¿Disfrutó la vida? ¿Vivía en armonía entre su interior y su exterior?

Los resultados de cada persona son resultados de vida, construida de su experiencia particular, de su temperamento, carácter, de sus adversidades y circunstancias. En la vejez, las cosas no son del todo diferentes, limitan los años, hablan las enfermedades, se aceptan las pérdidas, los duelos, las medicinas, la soledad y el silencio.

Desde la madurez y la vejez Balaguer no administraba personalmente muchas cosas, pues no tenía muchas cosas, ni diferentes

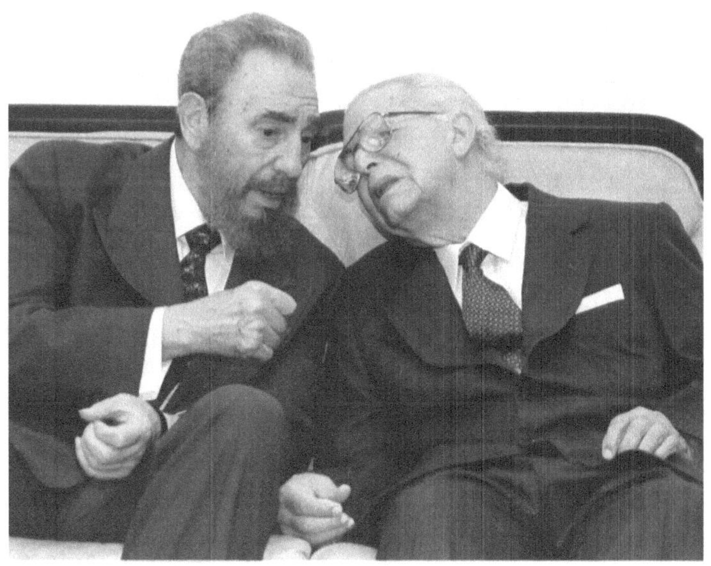

El Presidente Joaquín Balaguer, y el Presidente cubano
Dr. Fidel Castro Ruz, ambos amigos pero ideológicamente contrario

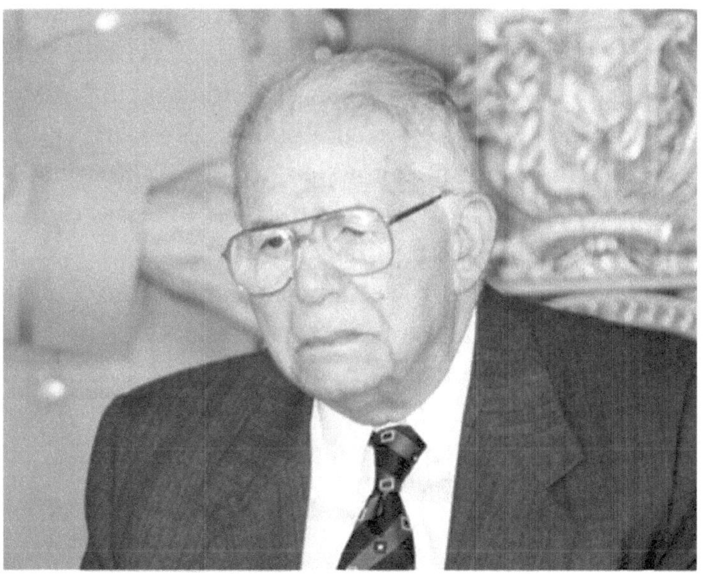

El presidente Joaquín Balaguer

espacios. Ya en la vejez viajaba ligero, liviano, al paso, pero con la angustia existencial de la agonía por el poder, algo de lo que no podía desprenderse producto de su adicción a este.

Desde la vejez sana se practican los mejores hábitos, los mejores espacios y el mejor automerecimiento; desde allí, no hay tiempo para sobrevivir, practicar el luchismo, ni devolver golpes, ni buscar confrontaciones, ni frenar procesos ni personas. El anciano o el envejeciente sabe que le queda menos de lo vivido, no hay tiempo para desgastarse, ni para rumiar el pasado, ni aferrarse ni apegarse a nada ni a nadie, simplemente fluir, cosa que no pasaba con Balaguer. En plena vejez, impedía y controlaba a su enemigo Fernando Álvarez Bogaert, se la cobraba a Jacinto Peynado y atajaba a Peña Gómez.

Esos comportamientos pasivo-agresivos vivían en la vejez que se resistía a desaparecer políticamente. Volvía el estigma contra Balaguer, del "Balaguer muñequito de papel", al "Balaguer viejo despistado échate a un lado", "Balaguer tu tiempo pasó", "viejo decrépito", "viejo verde", "maldito ciego", le decían los perredeistas y los jacintistas dolidos por aquel frente patriótico de 1996 donde el anciano Balaguer decía a pleno pulmón: "el camino malo está cerrado, cerrado para siempre". Decidió por su libre albedrío terminar como quiso y con quién quería, cómo quería ser recordado y cómo se escribiría su historia.

El balance y la auditoria existencial habla de un Balaguer en plena vejez y ancianidad funcionando, actuando y participando en lo que le gustaba y amaba, en lo significativo y transcendente de su vida, en su pasión, su razón de ser y de vivir: el poder.

Sin embargo, antes de ese balance final, empezó a desprenderse de lo poco que había acumulado y de lo que fue parte de su razón de ser: su biblioteca, los libros donde se refugiaba en el silencio y con los que hablaba y consultaba; sus libros los donaba a la Universidad Pedro Henríquez Ureña, un terreno pequeño a

Hogar Crea Dominicano, su casa de la máximo Gómez 25, la parte delantera al Instituto Contra el Cáncer, y la parte de atrás, donde vivía, a la Fundación Joaquín Balaguer; no dejó dinero, ni nada más. A los once hijos que tuvo no les dejó nada, al país que administró por 22 años, su historia, sus vivencias, sus libros, poesías y ensayos. A los adversarios políticos les dejó enseñanzas y a los de su partido, nada. Balaguer no dejó relevo, ni alumnos predilectos, ni seguidores señalados; más bien, que cada quién se autodirija como a él le había tocado.

Cuando se acercaba el final, en plena agonía en la Clínica Abreu, donde llevaba más de diez días interno, él y su hijo Alexis Joaquín Castillo, agarrados de la mano, lloraban, para luego solicitarle al Dr. Charles Dunlop que le sacaran el corazón y lo llevaran a la tumba de su padre; nadie entendía el significado, pero fue la última decisión de Joaquín Balaguer Ricardo.

Como decía María Zambrano, "lo característico del que había vivido la madurez es convertir el mal en bien, lo que significa entre otras cosas hacer toda derrota asimilable y toda victoria duradera". Pero en el balance final, ni en la madurez, ni en la ancianidad, Balaguer de nada se arrepintió, ni pidió perdón a nadie.

Se fue con su conciencia, en silencio, con su historia y los designios en los que él creía y vivía.

Al final, fue enterrado al lado de sus padres y hermanas, acompañado por una multitud que le aclamaban y lloraban por su ida a "destiempo" con 96 años. En plena morada, su hijo Alexis defendía decir algunas palabras: "va a hablar la otra familia", arrebatando el derecho al sobrino Joaquín Ricardo, "va a hablar la otra familia".

Joaquín Balaguer no se puede ver desde el puritanismo, como refiere Francesc Torralba: "el puritanismo es un espectador de la vida que la contempla desde la distancia, sin emponzoñarse, sin mancharse las manos. Mantiene su pureza inmaculada, pero va envejeciendo sin ejercer nunca su libertad". (1) Balaguer dejó constancia de lo que debe ser una vejez activa, oxigenante y nutriente, autónoma e independiente. Le acompañaron los de siempre, sus fieles amigos, los cómplices y confidentes de los íntimos secretos de su vida. En su vejez, se llevó su silencio; con su muerte, poco a poco se han ido destejiendo y descifrando los vericuetos, limitaciones, trampas y patologías de esa personalidad compleja, enigmática y complicada psicológicamente hablando.

Fue el sucesor de su padre espiritual, Trujillo Molina, pero Joaquín Balaguer no dejó sucesor, no entregó la antorcha ni dejó relevo. Se retiró con la mochila emocional ligera, aunque no dio testimonio de la revisión de actitudes en su dilatada y fructífera carrera política, de la que supo maquillarla, redefinirla y auto-dirigirla hasta su estigma: "que nadie aspire, hasta que Balaguer respire"; sin embargo, nadie aspiró después que dejó de respirar. Con él murió el partido, su símbolo, su fetiche político y su vida particular. Pero de forma incomprensible lo imitan, le copian su modelo, le repiten sus mañas y trampas, pero también, lo legitiman y lo hacen referencial aun en circunstancias diferentes.

Políticamente hablando, él y su padre espiritual Trujillo Molina han incidido en el comportamiento y sistemas de creencias de resultados políticos en los últimos 90 años, lo que explica la pobre cultura política, el pobre aprendizaje, o la vieja patología social dominicana, donde la educación democrática pendiente, la fortaleza institucional y el pobre desarrollo social, son los que legitiman y les dan vigencia a modelos políticos moralmente inaceptables, pero políticamente correctos, vistos desde la óptica de alcanzar y mantenerse en el poder.

Capítulo XIII

BALAGUER: LA ADICCIÓN AL PODER

"La incapacidad para retrasar la gratificación puede tener efectos negativos potenciales bastante importantes"
Walter Mischel

Joaquín Balaguer era un político de los pies al cabeza, a tiempo completo, sin vacaciones, sin retiro y sin jubilaciones. Aun en los tiempos más difíciles, ya sea por exilio, por perder elecciones o por enfermedad –ceguera-, aun así, continuaba en la lucha por el poder.

Murió de 96 años, y se pasó 69 años vinculado al poder, encaramado directa o indirectamente en el poder: 31 años al lado del dictador Trujillo Molina, y 22 años él mismo como presidente de la República.

Penduló y gravitó en un ejercicio en el que lo sacrificó todo por la conquista del poder. Diríamos que el poder fue su goce, su necesidad, su placer, su distracción, su competencia, su alimento, su oxígeno y su entretenimiento principal, pero también fue su refugio y un estilo personal con el que se relacionaba con las demás personas y consigo mismo.

¿Qué es la adición? ¿Qué le caracteriza? ¿Qué limitante tiene? La adición al poder entra dentro de las adiciones comportamentales. Joaquín Balaguer no tomaba alcohol, no fumaba, no usaba ninguna droga, no tenía otras conductas lúdicas, ni compras compulsivas, ni era adicto al sexo ni a la tecnología.

A las adiciones comportamentales las define la pérdida del control para resistir el impulso, para participar en la actividad o a parar una vez iniciada la misma, continuando con ella a pesar de las consecuencias adversas. (1)

Refiere el Dr. César Sánchez, psiquiatra especialista en adicciones: "podemos entender las adiciones comportamentales, conductuales o socio adicciones, como aquellas en las cuales se desarrolla un proceso adictivo sin que medie la ingestión de alguna sustancia y que se presentan asociadas a una determinada conducta o actividad (comer, jugar, sexo, compra, internet). Esa adicción representó política y socialmente corromper las estructuras sociales.

Decía Llord Acton: "todo poder tiende a corromper y el poder absoluto corrompe absolutamente". Una mirada al poder en sus diferentes vertientes explica la socialización y el movilismo social que se logra obteniendo el poder, mantenerse y perdurar por varios años en el ejercicio del poder en los países con debilidades institucionales, donde no hay sistema de consecuencia y cultura de repartición del Estado y la corrupción es una práctica aceptable y normalizada.

Balaguer personalmente asumía su rol desde el poder, sabía de las ventajas, beneficios y los privilegios que se obtenía ejerciendo el poder; aplicaba la famosa frase: "el dejar hacer y el dejar pasar", pero también, le daba seguridad, validación y notoriedad y, más que todo, la gran oportunidad de sentirse necesitado, suplirse carencia, protegerse o resguardarse en una sociedad tan desarticulada que se humilla, se ridiculiza y se persigue de forma despiadada cuando se está fuera del poder.

Balaguer no tenía ambiciones materiales ni de acumulación, no era un hacedor de fortuna. ¿Para qué quería el poder? ¿Qué buscaba? ¿Cuál era su verdadera necesidad? No era un narcisista, ni un psicópata, ni un corrupto que se sentaba a negociar o repartir las cosas con fines de obtener ventajas personales. El poder en Balaguer era una necesidad visceral, lo que le daba seguridad y le permitía el control para proteger su vulnerabilidad personal y familiar.

Así como la necesidad de trascender como todo hombre, a través del sentido de utilidad, de la grandiosidad y de los resultados histórico–sociales, que le llevarían a una referencia digna de imitar como líder, como gobernante y como persona, en sus diferentes roles: político, intelectual, poeta, escritor, ensayista e historiador.

A Balaguer nunca le interesó el poder municipal, ni el legislativo, o su jefe político Trujillo Molina nunca se lo impuso. Sin embargo, es sabido que la necesidad de poder es motivo de sentirnos débiles, es la forma de protegernos y de esconder ciertas debilidades y carencias, miedos e inseguridades que el este nos suple y nos satisface.

Ese poder nos fortalece la autoestima, el autoconcepto, nos da seguridad, nos lleva a ocuparnos de otras cosas y ayuda a escapar de las más esenciales e íntimas limitaciones de nuestra personalidad.

Como es sabido, a Balaguer le asignaron rol y rango dentro de la estructura familiar, visibilizándolo y reforzándolo como sustituto del padre. También fue desarrollando el poder personal, el social y el liderazgo histórico, que le ayudó a construir una identidad psico-social ligada al poder.

Su cerebro, su actitud, su forma de vestir, conducirse y vivir, proyectaba a un hombre de poder. Sobre todo, del poder intangible, que le daba seguridad y tenía el mérito de que sabía qué hacer y cómo hacerlo para obtener resultado para la conquista del poder.

A través de ese poder personal, familiar, social y político, fue construyendo y creando en la percepción de la población la imagen viva y proyectada de un poder hasta necesario, llevando a ciertos sectores de la población a justificarle y minimizarle sus debilidades o vulnerabilidades.

Psicológicamente hablando, Balaguer se concentró en un poder personal, egocentrista, que se consultaba a sí mismo, pero que también lo ejercía en la realización de obras, del manejo económico, de estructuras y de desarrollo que lo legitimaban frente a los ciudadanos como un líder conservador positivo y hacedor de cambios que otros no habían logrado, entre sus iguales y los que le adversaban.

Según Echeburúa Corral (1994) cualquier conducta normal placentera es susceptible en convertirse en un comportamiento adictivo.

Diferencia entre hábitos y adicciones comportamentales según Dr. César A. Sánchez:

1. Pérdida de control
2. Fuerte dependencia psicológica
3. Pérdida del interés por otras actividades gratificantes
4. Interferencia grave en la vida cotidiana.

¿Cuáles conductas pueden ser adictivas? Según Sánchez, para ser adictivas estas actividades deben tener una serie de características particulares:

1. Accesibilidad
2. Sensación de control por parte del sujeto
3. Inmediatez de la repuestas y/o resultados
4. Parafernalia y entorno atrayente
5. Capacidad para cambiar el estado de ánimo de la persona.

Sobre la adicción del poder, el neurólogo David Owen y el psiquiatra Jonathan Davidson establecen que el perfil de las personalidades con adición al poder se corresponde con el síndrome de Hubris.

David Owen identificó este síndrome: "la palabra Hubris, proviene del griego hybris y refiere a la descripción de un acto en el cual un personaje poderoso se comporta con soberbia y arrogancia, con una exagerada autoconfianza que lo llevaba a despreciar a las otras personas y a actuar en contra del sentido común".

Refiere Owen: "El síndrome de Hubris, generalmente lo adoptan los líderes y personalidades con gran poder político, económico, social y militar, que se sienten capaces de realizar grandes tareas, creen saberlo todo y que de ellos, se esperan grandes cosas, por lo que actúan yendo un poco más allá de la moral ordinaria"; continua diciendo: "se trata de una característica de la personalidad y del momento en el que se encuentra un individuo ya que al estar en cierta situación social y al haber adquirido un excesivo poder con el cual pretende tener el control, en muchos aspectos, se hace adicto al poder sin límites, haciendo hasta lo imposible por conservarlo aun a costa de comportamientos inmorales."

Sin embargo, "los líderes que desarrollan más el síndrome de Hubris tienden a padecer de trastorno de personalidad narcisista o antisocial de personalidad", trastornos de los cuales no padecía ni tenía rasgos el Dr. Balaguer Ricardo.

Desde el punto de vista de la neurociencia, las adicciones son enfermedades del cerebro donde están comprometidos los neurotransmisores químicos, la dopamina, que está involucrada en la motivación, el placer, la memoria y el movimiento, entre otras funciones. (2)

"Adicción deriva del latín (addictus) y significa en una primera acepción "dedicado o entregado (a)" y más tarde significará "esclavizado por", y se manifiesta en el anhelo por el objeto del que es adicto, la pérdida de control sobre su uso y la necesidad imperiosa de continuar así a pesar de las consecuencias adversas que eso conlleva", refieren Manes y Mateo.

Entre las características de las personas adictas al poder está no saber cuándo parar, cuándo retirarse o jubilarse. La adicción le costó a Balaguer o le impidió tener pareja o familia y otras actividades de la vida de forma integral.

El adicto vive dentro de su placer, su gratificación e impulsividad, debido al estímulo de la dopamina en el cerebro, lo que le produce satisfacción, entretenimiento y refugio que, a la vez, lo seduce y lo mantiene activo. El adicto sabe los problemas que le puede acarrear su adicción, pero no puede resistir la tentación de la recompensa inmediata que proporciona el consumo o la actividad que le gratifica.

El poder se convirtió en la actividad principal de Balaguer, era su trabajo y su vida. De ahí que nadie podía entender a un Balaguer de su casa al palacio y del palacio a su casa, trabajando sin descanso, día y noche, como él mismo se describía. Tampoco lo entendió Trujillo Molina, que se preguntaba "¿Por qué no se casa? ¿No le gustan los muchachos? ¿No bebe, no fuma, no da braguetazo, no desea dinero, ni tierra, ni nada? ¿Qué busca?" Literalmente, Balaguer buscaba el poder, se alimentó de él, vivió para él, se sacrificó por él.

En las peores condiciones, ya con una discapacidad visual -ceguera por glaucoma- dolores en ambas piernas por flebitis, Balaguer no podía dejar de aspirar y luchar por el poder. No pudo en 1990 ni en 1994, con las crisis electorales y con más de 80 años; no aceptaba retirarse. A Trujillo y a Balaguer los norteamericanos les solicitaron su retiro, pero ambos se negaron; Balaguer, más inteligente y en otras circunstancias geopolíticas, negociaba y buscaba la salida para no perder el poder.

Esa adicción comportamental, la adicción al poder, en una persona con rasgos de personalidad obsesivos, histriónicos, evitativos, esquizoides y con una fobia al matrimonio, llevó a Balaguer a una pérdida del interés por otras actividades, y a priorizar su permanencia en el poder, procurando siempre tener el control, el dominio y hacer "lo que sea electoralmente", ya fuera comprar, seducir, controlar o anular a quien fuera necesario para continuar en el poder político.

Era ese Joaquín Balaguer que manipulaba, dramatizaba y confundía para lograr el poder político, o permitía en sus colaboradores conductas moralmente inaceptables, políticamente incorrectas y humanamente reprochables: la corrupción en sus gobiernos, que él explicaba con expresiones como "los incontrolables", "los insaciables", "la corrupción se detiene en la puerta de mi despacho", "la mordida o la boa", o el hecho de aceptar el "peaje" para poder verlo en su oficina en el palacio.

Balaguer conocía la psicología social del dominicano, de los grupos, de las élites, de los ciudadanos de a pie; pero en esa misma dinámica, su cerebro se fue acostumbrando y quedando atrapado en un comportamiento adictivo que le llevó a la necesidad exclusiva, impulsiva y gratificante: el poder.

BIBLIOGRAFÍA

Álvarez Pina, V. La era de Trujillo: Narraciones de Don Chucho. Editora Corripio. 2008. Págs. 10, 11, 272.

Baños, P. El dominio mental La geopolítica de la mente. 6.ª edición, 2020. Editorial Planeta, S.A.

Bourhis, R. Y. y Leyens J-P. Estereotipos, discriminación y relaciones entre grupos. 1.ª edición 1996. McGraw-Hill/Interamericana de España. Págs. 32, 150.

Brown, A. El mito del líder fuerte. Editora Kadmos 2018. Págs. 44 (1, 3), 13 (4) 481.

Cabral de la Torre, Joaquín Balaguer Estudio de una figura excepcional. Editorial Opus 2021. Pág. 673 (20) (23) (49) (47).

Cabral de la Torre. Joaquín Balaguer Estudio de una figura excepcional. Editora Opus. 2022. Pág. 371 (7).

Cabral de la Torre. Joaquín Balaguer Estudio de una figura excepcional tomo I. Editora Opus. 2021. Págs. 35 (1) (2), 43 (7), 84, pág. 530 (13) (7) (8).

Cassá, R. Los doce años contra Revolución y Desarrollismo. 2.ª edición. 1991. Editora Búho. Pág. 382 (4).

Cassá, R. Modo de producción clases sociales y luchas políticas. Editora Alfa y Omega 1976. Pág. 104 (copiado de la pág. 55 del libro: Joaquín Balaguer Estudio de una figura excepcional). Cabral de la Torre. (15).

Cruz Infante, J. A. "La coherencia en el pensamiento político de Balaguer". Artículo publicado en el Listín Diario, 28 marzo 1999. (2).

Damásio, A. R. El error de Descartes: la emoción, la razón y el cerebro humano. Barcelona. Destino. 2011.

Encarnación, P. La Transición del Liderazgo Político Dominicano. Impresora Editora de Colores, S.A. Págs. 108 y 109. (3)

Espinal E. "Cápsula genealogista". Sección sabatina del Periódico Hoy, sábado 16 septiembre de 2006.

Fitaalegre, A. Del Nacimiento al infinito. Editora Luciérnaga 2022. Pág. 156 (6)

Font Bernard, R. A. Balaguer y yo. Editora Mogal S. A. 1986.

Medina, C. "Novias de Balaguer" (entrevista a Font Bernard, R. A. en el programa Hoy mismo y Listín Diario). 2017.

Font Bernard, R. A. "El Enigma del Trujillismo" (artículo publicado en el Periódico Hoy, el 6 marzo de 1999) (6).

Franco, F. J. Historia de la Ideas Políticas en República Dominicana. 2.ª edición. 1982. Editora Valle. Pág. 80 (2)

Francois Lelord, C. A. Cómo tratar con personalidades difíciles. 1.ª edición. 2022. Arpa editores.

Gerón, C. Joaquín Balaguer: Conferencia Universidad de Santo Domingo (1958) y otros textos. 1.ª edición. 2020. Editora Corripio, S.A.S. Págs. 67, 81.

Gerón, C. Perfiles de Presidentes Dominicanos 1844-2018. Editora Centenario, S.R.L. Págs. 657, 811- 813 (11).

Gómez Bergés, V. Balaguer y yo: La historia, tomo I. Editora Centenario, S.R.L. Edición 2016. Págs. 359 (1), 385.

Gómez Bergés, V. Balaguer y yo, editora Centenario, S.R.L. Pág. 205 (2).

Gómez Bergés, V. Balaguer y yo, La Historia, tomo II. Editora Centenario, S.R.L. Págs. 245 (4, 5, 6), 247 (8), 361 (9).

Gómez, J. M. Trujillo Visto Por Un Psiquiatra. Editora Búho 2022. 3.ª edición. Págs. 196-199 (3).

Gómez, J. M. La Personalidad de su Pareja. Editora Búho 2018. Págs. 53-58, 89-131.

Gómez, J. M. Claves para vencer adversidades. 1.ª edición 2020. Editora Búho.

Gómez, J. M. Manual terapéutico de parejas. Edición 2022. Editora Búho.

Gómez, J. M. Más vale prevenir que lamentar. 1.ª edición 2020. Editora Búho.

Gómez, J.M. Artículo Periódico Hoy. Octubre, 2022.

González, J. Genealogista Periódico Listín Diario. 2019.

Glasersfel, M. Radical Constructivism: A Way of Knowing and Learning. Londres, The Falmer Press. 1995.

Han, B-C. Psicopolítica Neoliberalismo y nuevas técnicas de poder. 2.ª edición. 2021. Herder Editorial S.L. Pág. 47

Heerlein, L. A. Creatividad, Genio y Psiquiatría. 2.ª edición. Editora Mediterráneo 2018. Págs. 23, 24 (3).

Infante, F. Cronología Joaquín Balaguer 1986/1996. Fundación Joaquín Balaguer, INC. 1.ª edición 1996. Editora Corripio 2015. Págs. 60, 164, 417 (3).

Jemar, G. N. Trastornos de la personalidad y psicopatías. 2015. Editoral Salerno.

Justo Duarte, A. Partidos políticos en la sociedad dominicana (1844–2004). Editora Búho 2004. (5)

Lilla, M. Pensadores temerarios. 2.ª edición 2017. Penguin Random House Grupo Editorial, S.A.U. Págs. 185,186.

Manes, F. y Mateo Niro. Usar el cerebro. Editora Grupo Planeta 2014. Pág. 232 (1) pág. 267 (2).

Manes, F. y Mateo Niro. Ser Humano. Editora Planeta. Págs. 254 (2), 344 (4).

Manual Diagnostico y Estadístico de los Trastornos Mentales (DSM-5) 5.ª Edición. Págs. 765, 766.

Martínez Gómez, C. Consideraciones sobre inteligencia emocional. 1.ª edición. 2012. Editora Lectorum, S.A. de C.V.

Martínez, V. R., Joaquín Balaguer El libro que nunca tuvo. 2022. Págs. 127-158.

Meckee A., Goleman, D. Boyatzis R. Editora Novoprit. Pág. 158.

Medina, C. Cocco revela: "Bosch Salvó la vida a Balaguer en 1972" (entrevista realizada en el Periódico Hoy). 26 abril de 2009

Medina, C. Balaguer y la novia Gracita de Castro. Periódico Listín Diario. 10 de octubre de 2009.

Morgado, I. Emociones de inteligencia social. 1.ª edición 2010. Editorial Planeta, S.A. Págs. 11-21

Myres, D. Psicología 7.ª edición. Editorial Médica Panamericana, Madrid. 2006.

Paulino, A. Hijo: Balaguer el hombre del destino. Editora Mundo Diplomático Internacional. Págs. 21-23, 25- 26, 29, 32, 35, 41, 45, 48, 49 (2) (3) (4) (5), 134 (12), 142 (13).

Paulino, A. Hijo. Balaguer El hombre del destino. Mundo Diplomático Internacional 1986. Págs. 355 (1), 564 (5).

Pépin, C. Las virtudes del fracaso. 1.ª edición 2017. Editorial Ariel.

Redorta, J., Obiols y Bisquerra R. Emoción y conflicto. Ediciones Paidós Ibérica, S.A. 2006. Págs. 33-37.

Redorta, J. Manual para la gestión y resolución de conflictos. 1.ª edición 2020. Editorial Almuzara.

Ricardo, J. Semblanza del Doctor Joaquín Balaguer. Periódico Listín Diario 1 de septiembre, 2021. (8) (9).

Rosario, F. Programa televisión ¿Y tú que dices? 2022.

Ruiz, J. C. Filosofía para el desánimo: pensamiento crítico para construir una personalidad sólida. Barcelona. Gedisa. 2009.

Sánchez Bello, C. A. Temas Selectos en Neurociencia y Psiquiatría. Producción Editorial. Pág. 170 (1).

Sang Ben, M. Buenaventura Báez El Caudillo del Sur. Editora Taller 1991 (1844-1878) Pág. 111 (12)

Santos, R. Levantarse y Luchar. Grupo Editorial Barcelona S. A. V. 2021. Pág. 57 (1) pág. 58 (2).

Soto Jiménez, J. M. Editora Soto 2022. Págs. 113-151 (13, 14).

Torralba, F. Elogio de la madurez. Editora Arallibres Sccl 2017. Pág. 99 (1).

Vega, B. Las Dolosas Elecciones de 1994 y sus coincidencias con el Embargo contra Haití, Ensayo Histórico. Editora Búho S.R.L. 2022. Pág. 87.

Waisman, B. Adicciones uso de sustancias psicoactivas y presentaciones clínicas de la enfermedad adictiva. 1.ª edición 2017. Editorial Médica panamericana.

Algunas publicaciones del autor

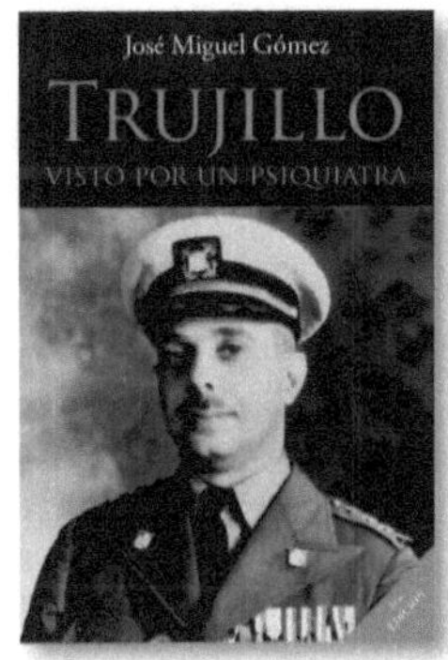

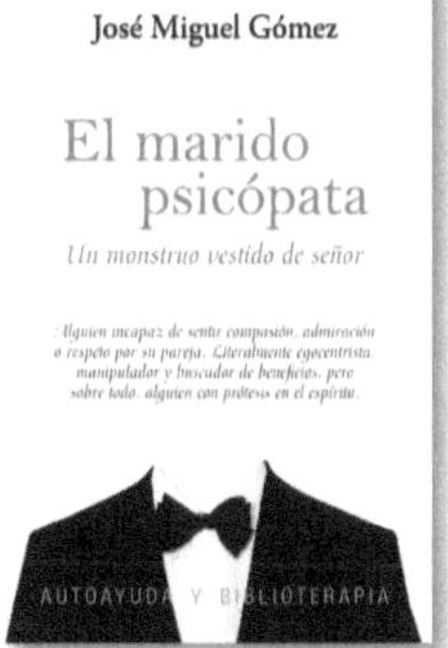

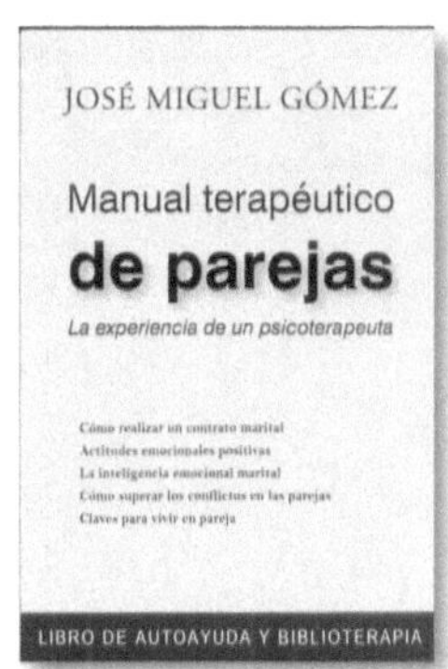

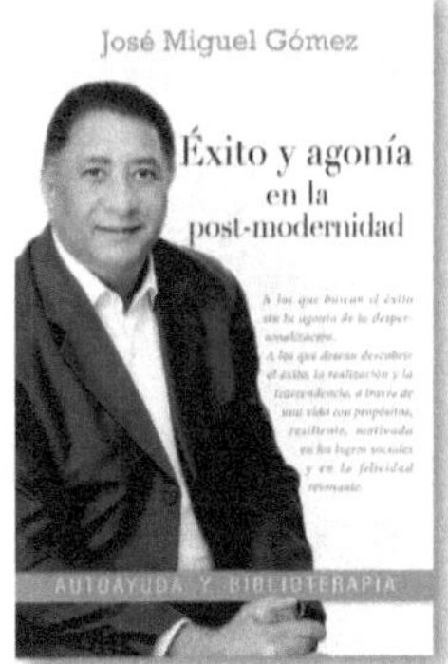

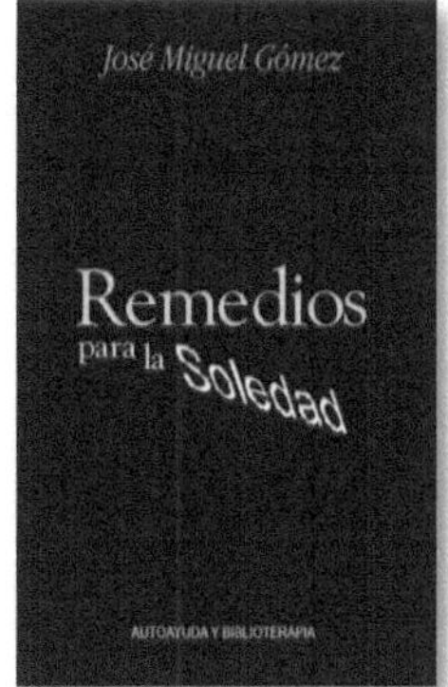

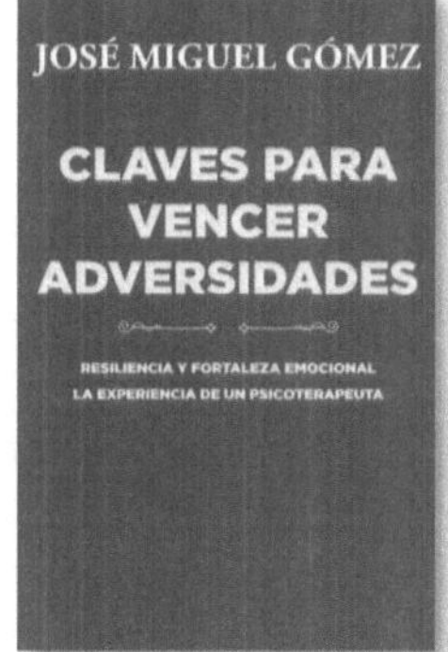

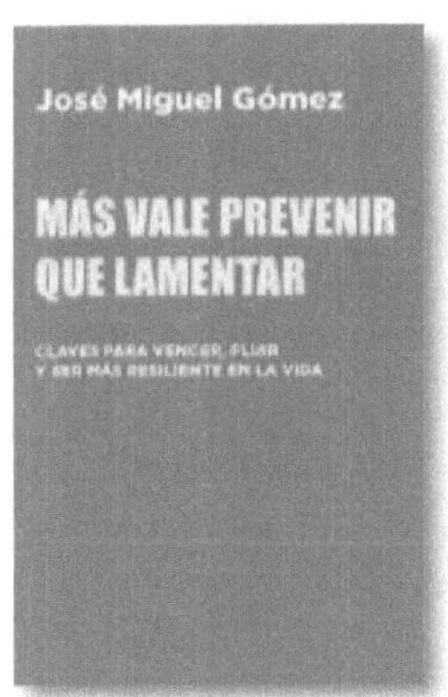

La Personalidad de su Pareja
José Miguel Gómez
Su carácter, su temperamento,
sus rasgos, su madurez
y sus patologías maritales
AUTOAYUDA Y BIBLIOTERAPIA

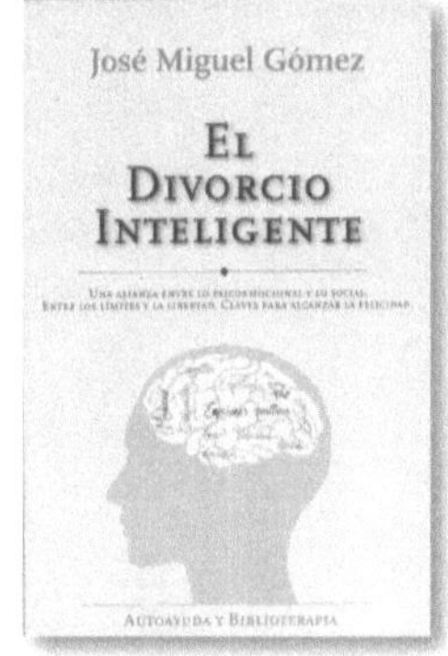

Esta edición de
BALAGUER
VISTO POR UN PSIQUIATRA
SUS TRES VIDAS
de José Miguel Gómez,
se terminó de imprimir en agosto de 2023
en los talleres gráficos de Editora Búho, S.R.L.
Santo Domingo, República Dominicana

www.ingramcontent.com/pod-product-compliance
Lightning Source LLC
Chambersburg PA
CBHW021951170726
47994CB00020B/173